Marion Stüwe

Wochenbett- und Rückbildungsgymnastik

Hippokrates Verlag · Stuttgart

Die Deutsche Bibliothek – CIP-Einheitsaufnahme

Ein Titeldatensatz für diese Publikation ist bei
Der Deutschen Bibliothek erhältlich

Anschrift der Autorin:

Marion Stüwe
Hebamme, Dipl.-Pädagogin
Langeooger Str. 16
28219 Bremen

Wichtiger Hinweis:

Wie jede Wissenschaft ist die Medizin ständigen Entwicklungen unterworfen. Forschung und klinische Erfahrung erweitern unsere Erkenntnisse, insbesondere was Behandlung und medikamentöse Therapie anbelangt. Soweit in diesem Werk eine Dosierung oder eine Applikation erwähnt wird, darf der Leser zwar darauf vertrauen, dass Autoren, Herausgeber und Verlag große Sorgfalt darauf verwandt haben, dass diese Angabe dem Wissensstand bei Fertigstellung des Werkes entspricht.

Für Angaben über Dosierungsanweisungen und Applikationsformen kann vom Verlag jedoch keine Gewähr übernommen werden. Jeder Benutzer ist angehalten, durch sorgfältige Prüfung und gegebenenfalls nach Konsultation eines Spezialisten festzustellen, ob die dort gegebene Empfehlung für Dosierungen oder die Beachtung von Kontraindikationen gegenüber der Angabe in diesem Buch abweicht. Eine solche Prüfung ist besonders wichtig bei selten verwendeten Präparaten oder solchen, die neu auf den Markt gebracht worden sind. Jede Dosierung oder Applikation erfolgt auf eigene Gefahr des Benutzers. Autoren und Verlag appellieren an jeden Benutzer, ihm etwa auffallende Ungenauigkeiten dem Verlag mitzuteilen.

ISBN 3-7773-1801-9

Printed in Germany 2001

Fotos:	Richard Kosowski, Wiesbaden
	Ralf Stüwe, Bremen
Modelle:	Linda Tacke, Bremen
	Caroline Schemmel mit Anton Pelle (7 Monate), Bremen
	Marion Stüwe, Bremen
Zeichnungen:	Horst Hänel
	Art^2 Mediendesign, Bremen
Computerarbeiten:	Martina Renken mit Josephine (4½ Monate), Bremen
Titelfotos:	Vordergrundmotiv Privat; Hintergrundmotiv Stone, München
Satz und Druck:	Druckerei Sommer, Feuchtwangen

Inhalt

Grundlagen

Praxis

Grundlagen

1. Aufbau und Funktion des Beckenbodens

Der Beckenboden aus ganzheitlicher Sicht

Der Beckenboden ist eine der wichtigsten Körperregionen für uns Frauen. Er liegt zwar weitgehend im Verborgenen, ist aber **ein aktiver Teil unseres Körpers** und besteht aus willkürlicher Muskulatur. Der Tonus und die Beweglichkeit des Beckenbodens unterliegen unserem Willen und unserer Aktivität. Leider haben sehr viele Menschen nur wenig bewussten Zugang zu ihrem Beckenboden. Dies ist vor allem ein soziokulturelles Problem. »Der Beckenboden kommt im Alltag nicht vor« – nicht im Sexualkundeunterricht, nicht im Schulsport, in fast keiner Sportart, mit Ausnahme der Rückenschule, nicht im täglichen Bewusstsein. Viele Probleme mit dem Beckenboden ergeben sich aus nicht zweckmäßiger Belastung und durch den Kontaktverlust zu dieser Körperregion. Oft ist ein Geburtsvorbereitungskurs der Ort, an dem Frauen und Männer das Wort Beckenboden erstmalig hören und bewusst die Muskeln des Beckenbodens spüren und bewegen.

Der Beckenboden ist die Basis unseres Körpers, ein Kraftzentrum im physischen sowie im psychischen Erleben. Mit unserem Beckenboden können wir bestimmen, was wir in unseren Körper aufnehmen und was wir abgeben wollen. Der Beckenboden übernimmt die Verschlussfunktion für Blase und Darm. Ein bewusster und starker Beckenboden ermöglicht eine aktive, sinnliche und lebendige Sexualität.

Der Beckenboden ist **Teil unseres inneren Halte- und Stützapparates,** er hält die Unterleibsorgane an ihrem Platz. Gleichzeitig ist er eine höchst elastische Muskelpartie, die bei jeder Bewegung und bei jedem Atemzug mitschwingt.

Darüber hinaus ist der **Muskeltonus des Beckenbodens** auch von unseren Emotionen abhängig. Durch Gefühle von Rührung und Freude, durch das Sich-Öffnen bei sexueller Erregung und während des Stillens, bei Mitleid und Trauer wird der Beckenboden weich und offen. Gefühle von Bodenständigkeit, Durchsetzungskraft und Selbstsicherheit in der Rolle als Frau wirken sich stärkend auf den Beckenboden aus. Frauen, die sehr geöffnet sind, »gebende Frauen«, leben oftmals mit einem weichen Beckenboden, während Frauen mit einer eher »militärischen Haltung« oft einen extrem festen Beckenboden haben.

Außerdem korreliert der Tonus am Beckenboden mit Spannungszuständen und Spannungsveränderungen anderer Muskelpartien, hier insbesondere mit dem Zwerchfell, der Bauchmuskulatur, der wirbelsäulenstabilisierenden Muskulatur, den Adduktoren sowie den Gesichtsstrukturen und -muskeln. Am Beispiel des Gesichts verblüfft nicht nur die Ähnlichkeit der Namensgebung, Mund – Muttermund, Lippen – Schamlippen, sondern auch der Einfluss des Beckenbodentonus auf den individuellen Gesichtsausdruck. Auch beim Zwerchfell fällt die Parallele bei der Benennung auf: Diaphragma – Diaphragma pelvis. Der Bauchraum wird nach oben durch das Zwerchfell begrenzt und nach unten durch den Beckenboden. Atmen wir ein, senkt sich das Zwerchfell, die Lungen füllen sich mit Luft, und die Organe des Bauchraumes werden nach unten gedrückt. Der Beckenboden senkt sich ebenfalls. Atmen wir aus, hebt sich das Zwerchfell und auch der Beckenboden.

Eine Anspannung der Adduktoren setzt sich fort in den seitlichen Strukturen der Scheide und des Muttermundes. Setzen wir die Bauchpresse ein, rundet sich der Rücken und der Beckenboden wird nach unten gewölbt. Spannen wir die Bauchmuskeln an und straffen die wirbelsäulenstabilisierende Muskulatur, hebt und schließt sich der Beckenboden.

Mit angespanntem Beckenboden können wir wesentlich müheloser heben und tragen. Hier ist der Beckenboden wieder eine Quelle der Kraft und Leistungsfähigkeit.

Nach asiatischen Vorstellungen befinden sich im Bereich des Beckenbodens das Unterbauchchakra (Svadisthana) und das Wurzelchakra (Muladhara). Diese Energiezentren haben eine

große Bedeutung für unsere emotionale Festigkeit, Sicherheit und Bodenständigkeit. So kann »frau« einerseits sagen, dass ein fester und lebendiger Beckenboden eine emotionale Stütze ist, andererseits, dass das Fehlen eines festen Beckenbodens auch ein »zuviel« an emotionaler Offenheit bedeuten kann, dies vor allem in Zeiten besonderer körperlicher Anforderungen und hormoneller Umstellungen, also in Zeiten des Übergangs von einem (Lebens-)Zyklus in den anderen. Aus yogischer Sicht bedeutet ein guter Tonus im Beckenboden Entscheidungsfähigkeit.
Darüber hinaus beeinflusst die Beckenbodenspannung unsere ganz individuelle Körpersprache.

Anatomie des Beckenbodens

Die Beckenbodenmuskulatur unterteilt sich in drei Schichten:

1. Äußere Schicht = Schließmuskelschicht

- M. bulbospongiosus
- M. sphincter ani externus
- M. transversus perinei superficialis
- M. ischiocavernosus

Unter der Labia minora verläuft der M. bulbosponiosus. Darunter liegt der Schwellkörper Corpus bulbosponiosus. Der M. ischiocavernosus spannt sich vom Tuber ischiadicum (Sitzbeinstachel) zur Symphyse.
Die zu dieser Schicht gehörende Reflexzone befindet sich auf der Stirn zwischen den Augenbrauen.

2. Mittlere Schicht = Diaphragma urogenitale

- M. transversus perinei profundus
- M. sphincter urethrae externus

Das Diaphragma urogenitale besteht vor allem aus dem M. transversus perinei profundus. Dieser reicht vom linken zum rechten Schambeinast (Ramus inferior ossis pubis). Durch das Diaphragma urogenitale verläuft die Urethra und die Vagina.

Die zu dieser Schicht gehörende Reflexzone befindet sich zwischen den Schulterblättern oder den Schulterblattspitzen, ungefähr in Höhe des BH-Verschlusses.

Innere Schicht = Diaphragma pelvis

- M. levator ani
- M. coccygeus

Der M. levator ani bildet zusammen mit dem M. coccygeus (spannt sich von den Spinae ischiaticae zum Os coccygis) das Diaphragma pelvis, eine Muskelplatte, die den Beckenboden nach unten hin verschließt. Von der Symphyse ausgehend teilt sich der M. levator ani in zwei Schenkel, die das Levator-Tor freilassen, durch das Urethra, Vagina und Rektum treten. Die beiden Levatorschenkel vereinigen sich hinter dem Rektum vor dem Os coccygis (Steißbein) am Ligamentum annococcygeum.
Die zu dieser Schicht gehörende Reflexzone befindet sich im Bereich des Unterkiefers und der Zunge. Der M. levator spielt insbesondere bei der körperlichen und emotionalen Aufrichtung eine Rolle.

Die weiblichen Lebenszyklen und deren Bedeutung für den Beckenboden

Die **»weibliche Basis Beckenboden«** (Kitchenham-Pec 1995) hat neben ihrer Funktion als Halt und Stütze für die Bauch- und Beckenorgane eine große Bedeutung für unser Körpergefühl und unser inneres und äußeres Erscheinungsbild. Doch auch im Jahre 2000 ist dieser Körperbereich mit seinen Funktionen für Ausscheidung und Sexualität noch immer ein Tabugebiet. Dieses gilt sowohl für die Orgasmusproblematik, als auch für die weiblichen Senkungs- und Inkontinenzbeschwerden. Hinzu kommt, dass gerade die Inkontinenz in bestimmten Lebensphasen, also prämenstruell, in der Schwangerschaft, im Wochenbett und ab dem Klimakterium als »normal« oder als »weibliches Schicksal« angesehen wird. Zudem liegt der Behandlungsschwerpunkt von Stressinkontinenz und Blasen- und Gebärmuttersen-

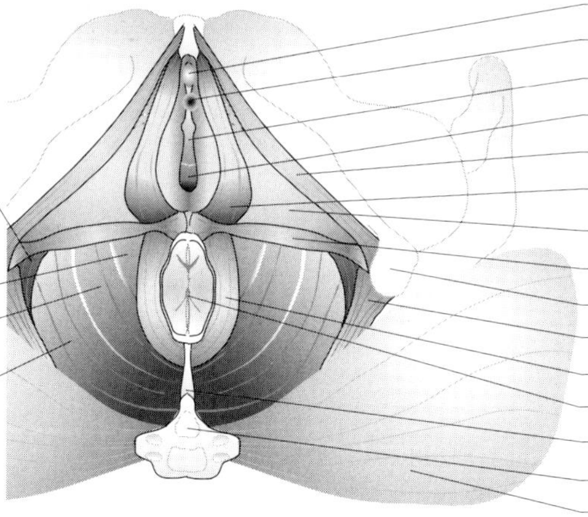

kungen noch immer auf der chirurgischen Therapie, auch wenn die Langzeitergebnisse diese in Frage stellen.

Helfen kann uns Frauen nur ein gesundes und positives Körpergefühl und eine natürliche Balance. Wünschenswert ist ein Beckenboden, der einerseits die erforderliche Kraft aufbringt und andererseits auch völlig entspannen kann, also eine Muskulatur, über die wir bewusst verfügen können.

Zusätzlich bestimmen unsere Hormon- und Lebenszyklen die Beschaffenheit des Beckenbodens. Die hormonellen Schwankungen und Umstellungen, während des Sexualzyklus, der Schwangerschaft, der Geburt, des Wochenbetts, der Stillzeit und des Klimakteriums wirken sich auf die Festigkeit und Spannkraft aller Gewebestrukturen aus.

Ein schwacher und geschädigter Beckenboden kann sowohl für Frauen als auch für Männer zum Problem werden. Bandscheibenschäden, Leistenbrüche, Bauchwandhernien, Hämorrhoiden, Knieprobleme und Harnverhalten sind die typischen Männerbeschwerden, während Frauen an chronischen Kreuzschmerzen, Inkontinenz, Obstipation, Gebärmutter- und Blasensenkung, Einsackung der vorderen Scheidenwand, Symphysenbeschwerden, Hüftschmerzen, Orgasmusschwierigkeiten und sexueller Unlust leiden.

Lebensgeschichtlich betrachtet ist auffällig, dass wir Frauen zu Zeiten hormoneller und biochemischer Veränderungen ähnliche körperliche Symptome haben, die häufig mit emotionalen Krisen verbunden sind und nicht selten einen negativen Einfluss auf unser Selbstwertgefühl als Frau haben. In diesen speziellen Zeiten gibt es auffallend viele Parallelen. Ihnen allen gemeinsam ist ein weicher und geöffneter Beckenboden. Gemeint sind die prämenstruelle Phase, das erste Schwangerschaftstrimenon, die Übergangsphase unter der Geburt, das Wochenbett mit dem Babyblues und der postnatalen Depression sowie das Klimakterium.

Diese Lebensphasen können teilweise als Lebenskrisen bezeichnet werden, d.h. als Ereignisse, die einschneidende Veränderungen mit sich bringen und die betroffenen Frauen zu einer Neuorientierung veranlassen. Nicht selten stellen sie auch eine große Chance zur Reifung und Weiterentwicklung der eigenen Persönlichkeit dar. Ihnen allen gemeinsam sind die hormonellen und biochemischen Schwankungen, eine damit verbundene mehr oder weniger starke Beckenbodenbelastung sowie die auffallende Ähnlichkeit der damit verbundenen psychosomatischen Symptome.

Das prämenstruelle Syndrom

Cora Creutzfeldt-Glees (1992) definiert das prämenstruelle Syndrom als ein zyklisches Auftreten verschiedener Beschwerden, die vor

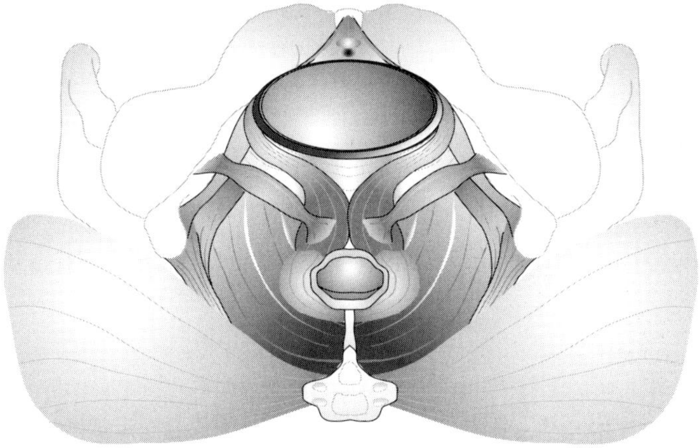

Der gedehnte Beckenboden beim Durchtritt des Köpfchens

der Menstruation beginnen und normalerweise nach dem Einsetzen der Blutung aufhören. In den Tagen vor der Menstruation sorgt das Hormon Relaxin dafür, dass sich der Muskeltonus im Becken vermindert und auch die Uterusmuskulatur weich und nachgiebig wird. Dies geschieht im Hinblick auf eine mögliche Schwangerschaft, damit sich das befruchtete Ei gut in der Gebärmutterwand einnisten kann. Prämenstruell führt dieser Zustand zu einem unterschiedlich stark empfundenen Schweregefühl im Genitalbereich, mit dem Bedürfnis, die Blase häufiger zu entleeren. Mit Beginn der Regelblutung steigt der Östrogenspiegel und die Muskelspannung nimmt wieder zu.

Die Hormonschwankungen während des weiblichen Sexualzyklus führen in dieser Zeit zu vermehrten Wassereinlagerungen, zur Auflockerung aller Gewebearten und häufig zum Anschwellen der Brüste, des Unterbauches und der Beine, zu vermehrtem Schwitzen, zur Obstipation, zu wehenähnlichen Unterleibsbeschwerden, Kreislaufbeschwerden, unkontrolliertem Weinen oder Tränenausbrüchen und einer großen Verletzbarkeit. Nicht selten empfinden wir Frauen dieses Unwohlsein gekoppelt mit einer emotionalen Instabilität, die sich in übertriebener Selbstkritik, Hypersensibilität, Gereiztheit und Schlafstörungen ausdrückt.

Das erste Schwangerschaftstrimenon

Aus psychologischer Sicht gehört auch die Schwangerschaft zu einer so genannten Lebenskrise. Das erste Trimenon gilt als die Phase der Auseinandersetzung. Das intensive Suchen nach dringend erforderlichen Antworten und Lösungen sowie die extreme emotionale Bewegtheit erzeugen im ersten Schwangerschaftsdrittel ein mehr oder minder großes Maß an Stress. Auf diesen Stress und die hormonellen Umstellungen kann der Körper mit typischen psychosomatischen Symptomen reagieren. Die häufigsten Symptome sind hier Übelkeit und Erbrechen, ein Spannungsgefühl in der Brust, Schwindelgefühle, Kreislaufstörungen, Schweißausbrüche, vermehrter Speichelfluss, häufiges Wasserlassen, »ständiger Druck nach unten«, Obstipation, Wassereinlagerungen, Hypersensibilität, Gereiztheit, Kopfschmerzen und unkontrolliertes Weinen.

Diese Leitsymptome sind denen des PMS sehr vergleichbar, denn auch im ersten Schwangerschaftsdrittel verfügen wir über einen sehr niedrigen Östrogenspiegel, da die Ovarien ihre Hormonproduktion einstellen und die Plazenta noch keine Schwangerschaftsöstrogene produziert.

Die Übergangsphase unter der Geburt

Die Übergangsphase ist für die Gebärende der Übergang von der »passiven« Eröffnungsperiode in die aktive Geburtsphase. Der Muttermund öffnet sich vollständig und das kindliche Köpfchen tritt tiefer. Der Druck auf den Beckenboden nimmt zu, die Beckenstrukturen werden auseinandergedrückt, die Dehnung an der Symphyse und den Iliosakralgelenken nimmt zu. Die Gebärenden erleben die Wehen als besonders heftig und unkontrollierbar. Oft treten bei ihnen jetzt extreme Verhaltensweisen auf: »Ich will nicht mehr«, »Ich kann nicht mehr«, »Ich habe keine Kraft mehr«, »Gebt mir was gegen die Schmerzen«, »Ich muss sterben«, »Fasst mich nicht an«, heftiges Schluchzen, Weinen und Erbrechen. Auch hier haben wir wieder ähnliche Leitsymptome: Kreislauflabilität, Übelkeit, Erbrechen, Verspannungen, Schweißausbrüche, Hypersensibilität, Gereiztheit, nervöse Spannungszustände, unkontrolliertes Weinen oder Tränenausbrüche und eine große Verletzbarkeit.

In dieser Geburtsphase wird der Beckenring gedehnt und geweitet. Der Beckenboden wölbt sich extrem nach unten und die Frau verliert »den Boden unter den Füßen«. Das Vertrauen in ihre eigenen Fähigkeiten und Kräfte wird erschüttert. Die Basis für Energie und Selbstvertrauen ist somit entzogen.

Das Wochenbett

Das Wochenbett ist erneut ein Zeitraum, in dem wir Frauen mit einem sehr niedrigen Östrogenspiegel leben, da die Schwangerschaftsöstrogene nicht mehr nachgebildet werden und die Ovarien noch inaktiv sind. Diese Lebensphase weist wieder ähnliche Leitsymptome auf wie die vorher beschriebenen weiblichen Lebenszyklen. Die typischen Symptome des Babyblues sind depressive Verstimmungszustände, Ängste, extreme Traurigkeit, Stumpfheit, Lethargie, Mangel an Lebensfreude und Energie, Unruhe und Erregungszustände, Schlafstörungen und chronische Müdigkeit, angstbesetzte Träume.

Eine Wochenbettpsychose dagegen tritt teilweise mit denselben Symptomen auf, manifestiert sich außerdem in Form von Halluzinationen, Wahnideen, starker Erregung, extremen Stimmungsschwankungen, schweren Depressionen und/oder manischen Zuständen.

Körperliche Leitsymptome sind auch im Wochenbett wieder Obstipation, Kreislaufstörungen, Schlafstörungen, erhöhte Harnproduktion, vermehrtes Schwitzen und Kopfschmerzen.

Das Klimakterium

Die so genannten Wechseljahre umfassen die Übergangsphase vom Ende der Gebärfähigkeit bis zum Alter. Das Klimakterium ist bedingt durch das Erlöschen der zyklischen Hormonproduktion im Ovar. Man unterscheidet drei Phasen: die Prämenopause, die Menopause und die Postmenopause. Ich möchte hier lediglich die Leitsymptome der Prämenopause darstellen, also der Phase, in der die Ovarien immer weniger Hormone produzieren, so dass der Östradiol- und der Progesteronspiegel (Gestagen) sinken und der Gonadotropinspiegel steigt. Auch hier haben wir wieder ganz ähnliche Symptome: Hitzewallungen, Schweißausbrüche, Verdauungsstörungen, Obstipation, Schlafstörungen, Herzklopfen, Migräne und Kopfschmerzen, Störungen beim Harnlassen, depressive Verstimmungen, Angstgefühle und – ähnlich wie im Wochenbett – Schuld-, Frustrations-, Versagens- und Überforderungsgefühle.

2. Die Zeit nach der Geburt

Das Wochenbett

Mit Wochenbett ist die direkte Zeit nach der Geburt gemeint, die in fast allen Kulturen rund um die Welt mit ca. 6 – 8 Wochen angegeben wird. Es ist eine Zeit, in der die junge Mutter eine besondere Fürsorge erhalten sollte, damit sie sich in erster Linie um sich und das Baby kümmern kann, und in der sie mehr oder weniger zurückgezogen neue Erfahrungen machen kann mit ihrem veränderten Körper, dem Stillen, den erneuten hormonellen Umstellungsprozessen, ihrer Offenheit und Verletzlichkeit, ihren Gefühlen als Mutter und als Frau. Das Wochenbett dient der Erholung von den Anstrengungen der Geburt und birgt die Möglichkeit zu einer Neuorientierung in einem neuen Lebensabschnitt.

Nach der Geburt ist alles im Fluss: der Wochenfluss, die Milch, Schweiß und Tränen sowie eine Vielzahl neuer Gedanken und Emotionen, die die ganze Gefühlspalette zwischen Euphorie und Traurigkeit umfassen. Innerlich so bewegt zu sein, ist enorm anstrengend. Kaum eine Zeit setzt so viele gegensätzliche und tief bewegende Gefühle in uns frei: die Liebe und Freude beim Anblick des Kindes, der Stolz, es geboren zu haben, gleichzeitig die Angst, keine gute Mutter zu sein, etwas falsch zu machen. Die Freude über die tiefe Verbundenheit mit dem Vater des Kindes, ausgelöst durch die gemeinsam erlebte Geburt und die Liebe zum Kind, ist nicht selten gepaart mit der Unsicherheit der Frau in ihrer neuen Rolle als Mutter, Partnerin und Geliebte. Dazu kommt die körperliche Erschöpfung nach der Geburt, mit dem Bedürfnis, für diese Leistung anerkannt und respektiert zu werden sowie der Wunsch, für eine gewisse Zeit versorgt und bemuttert zu werden. Nicht selten sind auch Phantasien und Träume, dass dem Kind oder dem Mann etwas passieren könnte, Einsamkeitsgefühle, das Gefühl der Leere im Bauch, die Überzeugung, bei der Geburt versagt zu haben, die

Verhaltenstipps für die Zeit nach der Geburt

- **Viel liegen,** damit wenig Druck auf den Beckenboden ausgeübt wird, möglichst auch im Liegen Stillen.
- **Bauchschonend über die Seite aufstehen.** Beim Aufstehen vom Sitzen mit den Armen Schwung holen und beim Aufrichten über die Fußspitze abrollen.
- **Rückenschonendes Heben und Tragen** (5 kg-Grenze bei leblosen Gegenständen beachten!)
- **Leichte Anspannungs- und Entspannungsübungen** sowie Wahrnehmungsübungen für den Beckenboden durchführen.
- Die **Wochenbettgymnastik** dient der Heilung und Kräftigung, der Rückbildung der Gebärmutter sowie der emotionalen Stabilisierung. Darüber hinaus hilft sie bei Verstopfung und Hämorrhoiden. Ein gut durchbluteter Beckenboden fördert die Heilungsvorgänge an Scheide, Damm und Labien.
- Im Wochenbett **keine Bauchmuskelübungen** machen!
- Solange bei der Frau eine **Rektusdiastase** vorliegt, darf sie keine Übungen für die geraden Bauchmuskeln durchführen.
- Wenn eine Frau **Probleme mit Inkontinenz** hat, darf sie ebenfalls keinerlei Bauchmuskelübungen machen, da diese den Beckenboden zu stark belasten.
- Für die nachgeburtliche Gymnastik gilt, **den Leib von unten nach oben aufzubauen:**
  1. den Beckenboden
  2. die schräge Bauchmuskulatur
  3. die geraden Bauchmuskeln. Letztere erst dann, wenn die Frau schon fit ist, ihren Beckenboden mühelos halten kann und außerdem keine Rektusdiastase mehr vorliegt.

eventuelle Enttäuschung über das Verhalten des Partners oder die Enttäuschung über eine operativ beendete Geburt.

In dieser Phase der Neufindung halte ich die Beschäftigung mit dem eigenen Beckenboden für überaus notwendig. Der Beckenboden ist die Struktur, die uns stützt, hält und aufrichtet, die Stärke verleiht und den nötigen Mut gibt, Entscheidungen zu treffen und sich in einem neuen Lebenszyklus zurechtzufinden.

Der Wochenfluss – die Lochien

Durch die Ablösung der Plazenta ist in der Gebärmutter eine Wundfläche entstanden. Das daraus abfließende Wundsekret wird als Wochenfluss oder Lochien bezeichnet. Diese sind ein »Spiegel der Wundheilung«, da sie Aufschluss über die Abheilung der plazentaren Wundfläche geben.

Der Wochenfluss gilt immer noch als hochinfektiös. Dies ist nicht richtig, da die Mehrzahl der Keime apathogen sind. (Normalerweise be-

Stadien des Wochenflusses

Zeitraum *postpartum*	Bezeichnung	Menge / Farbe / Konsistenz	Geruch	Uterusinnenfläche	Bestandteile der Lochien
1. – 3. Tag	*Lochia rubra* (rubra = rot)	reichlich, rot, flüssig	süßlich-fade	Blutstillung noch unvollkommen, Plazentahaftstelle etwa 12,5 × 12,5 cm groß	Lochien bestehen im Wesentlichen aus Blut, Eihautresten, Dezidua; Vernixflocken, Lanugohaare und Mekonium können beigemischt werden
Ende der 1. Woche	*Lochia fusca* (fuscus = braun)	anfangs reichlich, im Verlauf nachlassend, bräunlich, dünnflüssig		Gefäße werden zunehmend komprimiert, Gefäßenden werden durch Thromben verschlossen	Lochien enthalten Serum, Lymphe und Granulozyten
Ende der 2. Woche	*Lochia flava* (flavus = gelb)	wenig, schmutziggelb, rahmig		plazentare Wundfläche 5,0 × 5,0 cm groß	Abstoßung von verflüssigtem, nekrotischem Gewebe, vermischt mit Bakterien und Schleim
Ende der 3. Woche	*Lochia alba* (albus = weiß)	gering, weißlich, schmutzigweiß, wässrigserös		beginnender Aufbau des Endometriums	
4. – 6. Woche		allmähliches Versiegen der Lochien	geruchlos	Regeneration der Eihauthaftstellen ist etwa nach der 4. Woche abgeschlossen, die der plazentaren Wundfläche nach etwa 6 – 8 Wochen	

aus: Mändle, Opitz-Kreuter, Wehling, Das Hebammenbuch, Schattauer, Stuttgart, 3. Aufl. 2000

finden sich in den Lochien nur wenige Anaerobier und grampositive Keime; die Mehrzahl ist absolut apathogen.) Normale Hygienemaßnahmen wie während der Menstruation sind also völlig ausreichend. Das Kind sollte selbstverständlich nicht mit den Lochien in Berührung kommen. Falls beide Partner schon wieder Lust auf Geschlechtsverkehr haben, können sie einen Kondom verwenden.

Die Rückbildung der Gebärmutter

Die Rückbildung der Gebärmutter findet in den ersten zehn Tagen des Wochenbettes statt.
Unmittelbar nach der Geburt der Plazenta steht der Fundus zwischen Nabel und Symphyse. Innerhalb des ersten Tages p.p. steigt der Fundus auf Nabelhöhe oder etwas darüber. Dies ist durch die Lageveränderung der Gebärmutter und die wechselnden Füllungszustände von Darm und Blase sowie dem Nachlassen der Uteruskontraktionen aufgrund einer verringerten Oxitocinausschüttung bedingt.

1. Tag p.p.	Nabel oder 1 QF über dem Nabel
2. Tag p.p.	2 QF über dem Nabel
5. Tag p.p.	zwischen Nabel und Symphyse
8. Tag p.p.	2 QF über der Symphyse
10. Tag p.p.	Symphysenhöhe oder noch etwas höher
am Ende der 2. Woche p.p.	sollte der Uterus nicht mehr tastbar sein

Subinvolutio uteri

Die mangelhafte Rückbildung der Gebärmutter im Wochenbett lässt sich an folgenden **klinischen Symptomen** erkennen:

- Der Wochenfluss ist stärker.
- Der Fundusstand ist höher als es dem Wochenbetttag entsprechen würde.
- Der Uterus ist nicht oder nur mäßig kontrahiert, jedoch nicht druckempfindlich.
- Die Zervix ist formiert und meist verschlossen.
- Eine Subinvolutio uteri kann auch beim frühzeitigen Versiegen der Lochien vorliegen. (Bei auffällig starken oder schwachen Blutungen ist stets nach der Menstruation zu fragen, also bitte immer abklären, ob die Frau grundsätzlich zu starken oder sehr schwachen Blutungen neigt.)

Bei der **Überwachung der Uterusrückbildung** ist auf die Trias von Körpertemperatur, Fundusstand und Lochien zu achten. Bildet sich die Gebärmutter nur langsam zurück oder stagniert sie sogar ein, zwei Tage, fließen die Lochien aber gut und die Körpertemperatur steigt nicht an, so kann unter Beachtung guter Verdauung und ausreichender Ruhe abgewartet werden. Bildet sich die Gebärmutter gut zurück, so ist es nicht besorgniserregend, wenn ohne Temperaturanstieg der Wochenfluss gering ist oder in der 2. Woche post patum sogar intermittierend aussetzt.
Wenn wir eine mangelnde Rückbildung der Gebärmutter beobachten, müssen wir diese **ganzheitlich** betrachten. Folgende Faktoren spielen dabei eine Rolle:

- die körperliche Konstitution der Frau
- die Aktivität der Frau: eine übermäßige Aktivität der Frau führt zur Ausschüttung von Adrenalin, was die Wirkung des Oxitocins hemmt.
- eine schlechte Ernährung und zu wenig Trinken hemmt ebenfalls die Rückbildung
- Obstipation im Wochenbett
- die Milchbildung
- der Milcheinschuss
- der Milchfluss
- Milchstau
- zu kurzes Anlegen, so dass es nicht zur Ausschüttung von Oxitocin kommt
- ein Stimmungstief der Frau im Wochenbett ist häufig verbunden mit einer körperlichen Blockade. Diese führt dazu, dass die Milch nicht mehr fließt, der Wochenfluss nicht mehr fließt und die Gebärmutterrückbildung stagniert.

Prophylaxe

Was die Frau vorbeugend tun kann:

- Ruhezeiten einhalten
- Genügend Schlaf
- Bauchlage mit Kissenrolle über dem Fundus
- Wochenbettgymnastik sobald die Frau schmerzfrei und das Stillen unproblematisch ist

- Häufiges Wasserlassen
- Obstipation beseitigen (Ernährung, Öleinlauf, Mikroklist®)
- Häufiges Anlegen (häufig nimmt beim Milcheinschuss die Wochenflussmenge ab; mit dem Fließen der Milch fließen auch wieder die Lochien.)
- Entspannte Stillzeiten, nicht weniger als 7 Minuten pro Brust, damit das Oxitocin wirken kann.
- Bessere Ernährung (viel Eisen und Vitamin B)
- Genügend trinken (2–3 l täglich, z. B. Wasser, Saftschorle, Kräutertee, Milchbildungstee)

> **Rezept Milchbildungstee:**
> zu gleichen Teilen Anis, Fenchel, Kümmel, Basilikum oder Brennnessel.
> 2-mal ¼ l täglich.

Homöopathische und naturheilkundliche Behandlungsmöglichkeiten

- **Arnikagaben** (C 12 oder C 30) zur Förderung der Wundheilung sorgen auch für einen regelrechten Wochenfluss.
- **Das Stimmungstief lösen:** Fließen die Tränen, kann auch alles andere wieder fließen – die Milch und die Lochien.
- **Prophylaktischer Tee:** 2-mal ¼ l Frauenmantel und Himbeerblätter zu gleichen Teilen.
- **Behandlungstee:** Frauenmantel und Hirtentäscheltee: 2-mal ¼ l täglich. Hier kann noch Caulophyllum (Blauer Cokosh) zugemischt werden.
- **Bauchmassage im Wochenbett:** Um die manuelle Massage im Wochenbett zu unterstützen, kann mit einem Uterustonikum massiert werden. Ein Öl auf der Basis von Weizenkeim- und Jojobaöl, dem Eisenkraut, Nelke, Ingwer und Zimt in Form von ätherischen Ölen beigemischt wird.
- **Massageöl zur Rückbildung:** Ebenfalls auf der Basis von Weizenkeim- und Jojobaöl mit einer Beimischung von Clementine, Geranie, Schafgarbe, Zypresse und Wacholder in Form von ätherischen Ölen.
- Von einer **Therapie mit Eisblasen** ist **abzuraten**, da die Kälte den Wochenfluss eher stoppen kann. Hier sind heiße Sitzbäder oder eine Wärmflasche viel hilfreicher.
- Meridianmassage an beiden Unterschenkeln im Wechsel im Bereich des Blasen- und des Pankreasmeridians.
- Akkupressur des MP6 (MP = Milz-Pankreas).
- Die Gabe von **Kontraktionsmitteln im Wochenbett** sollte nur im Notfall erfolgen. Davor muss immer die mögliche Obstipation abgeklärt werden. Kontraktionsmittel sind für Hebammen seit 1991 rezeptfrei erhältlich. Dazu gehören Orastin, Oxitocin, Metergin und das Syntocinonspray. (§ 48 Arzeimittelgesetz)

Die Wundheilung

Auch bei ganz problemlosen Spontangeburten ohne Riss- oder Schnittverletzungen kommt es gewöhnlich zu **oberflächlichen Schürfungen oder Gewebsläsionen**, die schnell und problemlos heilen. Ödeme im perinealen Bereich werden meistens rasch resorbiert, ebenso kleine Haut- oder Schleimhautblutungen.

- Wichtig ist, dass die Frauen eine sorgsame Vulva- und Dammhygiene betreiben, mit warmem Wasser diesen Bereich duschen oder spülen, häufig die Vorlagen wechseln und auch mal Luft an die Wundfläche kommen lassen.
- Schön sind jetzt auch leichte Anspannungs- und Entspannungsübungen und/oder Rotlichtbestrahlung für den Damm aus ca. 80 cm Entfernung, um die Durchblutung des Gewebes anzuregen und somit die Heilung und Regeneration zu fördern.
- Grundsätzlich sind bei allen Verletzungen des perinealen Bereichs prophylaktische Arnikagaben sehr hilfreich.

Bei **Riss- oder Schnittverletzungen** können folgende Pflegemaßnahmen die Wundheilung fördern:

- Arnikagabe C 30
- Bei Schnittverletzungen zusätzlich Staphysagria C 30
- Bei starken Schwellungen Apis C 30
- Eventuell Salben zur Förderung der Wundheilung, z. B. Biolyt-Creme (Biolyt, CH-6612 Ascona) oder Jonensalbe (zur Perkutanen Regulationstherapie nach Dr. med. Helmbold,

Bestelladresse für die Apotheke: B. Helmbold, Gymnasiumstr. 13, 97421 Schweinfurt). Manche Hebammen verwenden auch Heilerde.

- Bei starken Schmerzen in den ersten Tagen nach der Geburt und auch bei Schwellungen Kühlen mit Eisstäbchen (Fingerlinge mit Wasser füllen und einfrieren) oder mit gefrorenen Erbsen im Beutel. Scheidenrisse können auch gut innenwändig gekühlt werden.
- Grundsätzlich gilt, dass die Frauen den Wundbereich an Vulva und Damm so wenig wie möglich durch häufiges Sitzen belasten sollen. Wenn die Frau sitzen möchte, soll sie einen harten Stuhl bevorzugen, da dann bei aufrechter Haltung mehr die Sitzbeinhöcker belastet werden und weniger die Dammmuskulatur. Die Frau sollte auf keinen Fall einen Sitzring verwenden, da dabei die Pobacken, Anus und Vagina auseinander gezogen werden und es somit zu einer Belastung der Nähte kommt.
- Bei einzelnen Nahtbereichen, die nicht gut heilen wollen, kann man zur Förderung der Granulation und zu einem verbesserten Adstringieren der Wundränder auch Traubenzucker auf die Wundfläche streuen.
- Desinfektionstinkturen, -lösungen oder -salben sind bei einer normalen Wundheilung völlig überflüssig.
- Nur bei Entzündungen der Nähte oder Sekundärheilungen können antiseptische Lösungen oder Salben empfohlen werden, z. B. Sitzbäder mit Rivanol®, Kaliumpermanganat, Betaisadonna-Salbe® u. a. Ich schwöre in solch schwierigen Fällen auf Debrisorb® Puder (steriler Traubenzucker).

Körperlich belasten sollten sich die Wöchnerinnen erst dann wieder, wenn die Nahtheilung abgeschlossen ist und die Frauen beschwerdefrei sind.
Mit einer Wochenbettgymnastik, die über das Erspüren des Beckenbodens hinausgeht, sollte erst begonnen werden, wenn die Frau keine Schmerzen mehr hat, die Nahtheilung komplikationsfrei verläuft und die Frau problemlos sitzen kann.

Der Beckenboden nach der vaginalen Geburt

Im Wochenbett ist der Beckenboden – aufgrund der Dehnungsleistung unter der Geburt sowie der hormonellen Situation der Frau – **extrem weich**. Hinzu kommen mögliche Verletzungen an der Scheide, dem Damm, den Labien und in seltenen Fällen dem Anus. Die Heilung dieser Schnitt- und/oder Rissverletzungen, kleiner Einblutungen, Hämatome und Muskelfaserrisse können durch leichte An- und Entspannungsübungen für den Beckenboden unterstützt werden. Gewebe, das gut durchblutet ist, kann leichter und ohne Probleme heilen.
Darüber hinaus können wir den Beckenboden nicht isoliert betrachten. Er ist eingebettet in ein Muskelsystem mit gemeinsamen Funktionen und Spannungszusammenhängen. Die geraden Bauchmuskeln, die Beckenbodenmuskulatur, hier insbesondere der M. levator ani und die wirbelsäulenstabilisierende Muskulatur befinden sich in einem Spannungsgefüge. So wirkt sich beispielsweise jede Druckveränderung im Bauchraum auf den Beckenboden aus. Husten, Lachen, Baucheinziehen, das Tragen zu enger Kleidung, Bewegungen, die zur Anspannung der Bauchmuskulatur führen, Heben und Tragen, sowie das Anhalten der Luft schieben den Beckenboden nach unten. **Jede Form von Muskelanspannung und jede Druckveränderung im Bauchinnenraum wird aufgenommen und weitergeleitet:** von den geraden Bauchmuskeln über den Beckenboden an die Rückenmuskulatur und umgekehrt. Da dieses Muskelgefüge immer nur so belastbar ist, wie sein schwächstes Glied, kann es jetzt leicht zu Überlastungsbeschwerden kommen. Mögliche Überlastungsbeschwerden werden zudem durch eine vorliegende Rektusdiastase begünstigt.

- Eine schwache Bauchmuskulatur verursacht somit **Rückenbeschwerden**.
- Ein schwacher Beckenboden belastet das Kreuzbein und führt nicht selten zu **Ischialgien**, ausgelöst durch die Verhärtung überanstrengter Muskeln.
- Schwache Rückenmuskeln lassen den **Bauch** hervortreten und belasten insbesondere den vorderen Teil der Beckenbodenmuskulatur.

Das Wochenbett nach Kaiserschnitt

Jedes 6. Kind wird mittlerweile per Sectio caesarea entbunden. Dennoch ist nur wenigen Geburtshelfern bei der Ausübung ihrer Tätigkeit bewusst, wie sich solch eine Operation im Nachhinein auf die Frau, das Baby und die junge Familie auswirkt. Die Verarbeitungsprobleme nach einem Kaiserschnitt werden in der Regel auch nicht dem Operateur mitgeteilt, sondern in vielen Fällen der nachsorgenden Hebamme, im Rückbildungs- oder Babymassagekurs, oftmals aber auch erst während der nächsten Schwangerschaft in der Vorsorge oder im Geburtsvorbereitungskurs.

Die seelische Verarbeitung eines Kaiserschnitts

Eine Geburt ist ein ganz besonderes und lebensgeschichtlich eher selten gewordenes Ereignis, welches leider nicht immer »bilderbuchmäßig« verläuft. Viele Frauen haben nach einer Kaiserschnittgeburt das Gefühl, versagt zu haben. Selbst wenn sie einsehen können, dass dieser Eingriff eine medizinisch notwendige Hilfe für das Kind oder die Mutter war.
Aufgrund der selbstgesteckten, oft überhöhten und unrealistischen Ziele und Erwartungen empfinden nicht wenige Gebärende alles Unvorhergesehene, nicht wie gewünscht verlaufende als persönliches Versagen. Eine operativ beendete Geburt ist für sie wie eine öffentliche Dequalifizierung, das sichtbare Zeichen, die Geburt nicht gemeistert zu haben. Dies ist um so bitterer, je höher der Leistungsdruck von der Schwangeren empfunden wurde, erfolgreich die Vorstellungen vom richtigen Gebären oder einer schönen, sanften oder gar extatischen Geburt zu erfüllen.
Für die Verarbeitung einer Kaiserschnittgeburt kann es für die Frauen sehr hilfreich und entlastend sein, sich mit den vielen Faktoren auseinanderzusetzen, die zu diesem Kaiserschnitt geführt haben. Unser Körper funktioniert nun einmal nicht immer nach Plan, und da eine Geburt ein lebendiges progressives Geschehen und Miteinander von mindestens zwei Personen ist, der Mutter und dem Kind, haben wir Frauen es nicht allein unter unserer Kontrolle oder im Griff. Gerade eine Geburt fordert oft genau das Gegenteil von dem »sich im Griff haben«, nämlich »sich gehen lassen«, »etwas geschehen lassen«, »zulassen« und Vertrauen haben in einen Prozess, den wir wenig kognitiv steuern können.

Faktoren, die für den Verlauf einer Geburt mit verantwortlich sind:

- der Geburtsbeginn,
- der Termin/Zeitpunkt einer Geburt,
- die Umgebung, in der die Geburt stattfindet,
- die Personen, die die Geburt begleiten,
- Kompetenz und Vertrauen des geburtshilflichen Teams,
- das Verhältnis der Frau zur Hebamme und zur ÄrztIn,
- die Stimmung der Frau und ihrer Begleitpersonen,
- das Selbstvertrauen der Frau und was andere ihr zutrauen,
- eigene Ziele und Vorstellungen von Geburt, bewusste und unbewusste Erwartungen,
- die Geburtsgeschichte der weiblichen Angehörigen der Frau,
- das soziale Umfeld,
- die gesellschaftliche Bewertung von Wehen, Schmerzen, Geburt, Geschlechtsorganen etc.,
- die eigene Einstellung der Frau zu ihrem Körper und körperlichen Vorgängen,
- ihre Einstellung zu ihrer Sexualität,
- die individuellen Möglichkeiten zum Entspannen,
- die individuelle Persönlichkeit der Frau,
- Medikamente, die unter der Geburt eingesetzt werden,
- die Gesundheit des Kindes,
- kindliche Lageanomalien und Fehleinstellungen,
- die Konstitution, Gesundheit und Anatomie der werdenden Mutter,
- das Verhältnis zum Vater des Kindes,
- gewollte oder ungeplante Schwangerschaft,
- das Alter der Frau,
- angewandte Gebärpositionen,
- steht die Frau mit ihren Bedürfnissen im Mittelpunkt des Geschehens oder der klinische Ablauf?

und vieles andere mehr.

Medizinische Gründe für einen Kaiserschnitt können sein:
- Missverhältnis zwischen kindlichem Kopf und mütterlichem Becken,
- schwere Krankheiten der Mutter: Gestose, Diabetes, bestimmte Herzkrankheiten, Augenleiden, Herpes vaginalis, etc.,
- tief sitzende oder vorliegende Plazenta,
- Zustand nach Unterleibsoperationen,
- schlechte Herztöne des Kindes, Sauerstoffmangel,
- Frühgeburten, Mehrlingsgeburten,
- Muttermundsdystokie,

und anderes mehr.

Die häufigsten seelischen Probleme nach Kaiserschnittentbindungen
- **Angst vor unbekannter Technik**,
- **die Angst, fremden Menschen ausgeliefert zu sein**,
- Gefühl der **Ohnmacht und Verwundbarkeit**,
- die **Operation wird als Strafe** empfunden,
- **Schuldgefühle und Selbstvorwürfe**
  Eine normale Geburt wird oft gerade durch das Überwinden von Angst und Schmerz, verbunden mit der eigenen Aktivität der Frau, zu einem beglückenden Ereignis. Somit ist es sehr verständlich, dass Frauen, deren Kind mit einem Kaiserschnitt zur Welt gebracht wird, das Gefühl haben, versagt zu haben und etwas Wichtiges in ihrem Leben versäumt zu haben. Viele Frauen sehen Schwangerschaft, Wehen und Geburt als eine Art Test für ihr Frau-sein und ihre Weiblichkeit an. Sie möchten stolz auf das sein, was passiert ist und was sie vollbracht haben, aber genau das gelingt ihnen selten nach einer Kaiserschnittgeburt.
- **Trennung und Fremdheit**
  Eine vaginale Geburt vermittelt der Mutter ein anderes Gefühl der Zugehörigkeit zu ihrem Kind. Sie empfindet es eher als ein Teil von sich. Der Kaiserschnitt ist fast immer eine abrupte und gewaltsame Trennung von dem Kind bzw. des Babys von der Mutter. Dies verlängert in der Regel den »Trennungsschmerz« nach einer Geburt. Besonders schlimm erleben dies die Frauen, die eine Sectio in Vollnarkose erleben mussten. Die Geburt des Kindes wird nicht bei Bewusstsein erlebt und zurück bleibt eine Erinnerungslücke oder Leere.
- **Gestörte Mutter-Kind-Bindung (»Bonding«)**,
- **Stillprobleme**, welche durch Vorurteile und falsche oder fehlende Unterstützung entstehen.
- **Blockierte Energie und psychosomatische Prozesse** bei der Mutter. Krankheiten und Störungen im Wohlbefinden sind nicht nur auf äußere Eingriffe (hier der Kaiserschnitt) zurückzuführen, sondern auch auf die Veränderungen in Energiemustern. So gibt es keine isolierten Krankheiten, sondern »der ganze Mensch« leidet.
- Eventuell ein **anderer Umgang mit dem Kind**
  Die Akzeptanz einer Geburt kann sich auch auf die Beziehung zum Kind auswirken. Wird die Geburt als persönliches Versagen empfunden, erschwert dies das spontane Zusammenfinden von Mutter und Kind. Andererseits kann aber auch eine schöne Beziehung zum Kind gerade die Beschwerden der Anfangszeit nach einer Sectio und die Enttäuschung über die Geburt sehr erleichtern.
- Eine besondere Enttäuschung empfinden häufig die Frauen, die **lange Zeit Wehen** und **schwere Geburtsarbeit** hinter sich hatten. Doch auch dies ist nicht umsonst, da die erlebte Wehentätigkeit für die weitere Entwicklung des Kindes sehr positiv ist.

Zur aktuellen Diskussion der Wunschsectio

Ich bin auf das Thema Wunschsectio aufmerksam geworden, durch die Behauptung, dass sich viele Frauen eine primäre Sectio caesarea wünschen, aus Angst vor einer Beckenbodenverletzung oder Beckenbodenfunktionsstörungen durch eine Spontangeburt. Dass diese und einige andere Behauptungen in der aktuellen Diskussion um die so genannte Wunschsectio einer genaueren Betrachtungsweise nicht standhalten können, möchte ich im Folgenden ausführen.
Während noch Mitte der 80er Jahre der Geburtsstillstand, fetale Notsituationen, mütterliche Erkrankungen oder Schwangerschaftskom-

plikationen, Plazenta praevia, Uterusanomalien, Status nach Kaiserschnitt, kindliche Einstellungsanomalien und die Beckenendlage als Gründe für eine Sectio galten, kamen seit dieser Zeit die Frühgeburt, Makrosomie und die Angst vor Haftpflichtprozessen als Kategorien für den abdominalen Geburtsweg hinzu.
Jedes 5. Kind kommt in Deutschland mittlerweile per Sectio auf die Welt.
Durch die Veröffentlichung der Studie von Al-Mufdi, Mc Carthy und Fisk 1996, wurde die Diskussion um die Schnittentbindung auf Verlangen in den geburtshilflichen Berufsgruppen wieder aktuell. (Vgl. Ans Luyben, in: Die Hebamme, Juni 2000.)
Al-Mufdi et al., befragten 292 FrauenärztInnen in London nach dem Geburtsmodus, den sie für sich bzw. ihre Partnerinnen wählen würden bei einer unkompliziert verlaufenden Schwangerschaft, bei dem sich das Baby am Termin in Schädellage befindet. Die Umfrage ergab, dass 31 % der weiblichen und 8 % der männlichen Geburtshelfer einen Kaiserschnitt bevorzugen würden. Die hierfür genannten Gründe waren bei 80 % der Antworten die Angst vor einer Beckenbodenverletzung, 58 % befürchteten, dass ihr Sexualleben negativ beeinflusst werden würde, 39 % hatten Angst vor kindlichen Schäden und 27 % wollten den Zeitpunkt der Geburt gerne selbst bestimmen. Eine primäre Sectio wird hier als ein Angebot für »moderne Frauen« gehandelt, »die sich nicht vom Naturereignis Geburt überrollen lassen wollen«. (Zitiert nach Professor Dr. Peter Husslein in DHZ, 7/2000.)
Wissenschaftlich gilt auch heute noch die Sectio caesarea als die risikoreichere Entbindungsform, und in der Studie von Al-Mufdi et al. konnten die eventuellen Vorteile eines Kaiserschnitts nicht belegt werden. Auch wenn die Komplikationsrate bei Sectio caes. heute so gering wie nie zuvor ist, bleibt diese Operation nachweislich der risikoreichere Eingriff am Körper der Frau als die Spontangeburt. Rein medizinisch betrachtet, bedeutet eine Wunschsectio, dass ärztlich indizierte Verletzungen und Schäden am Körper der Frau vorgenommen und die Folgekomplikationen billigend in Kauf genommen werden.
Eine Sectio caesarea ist eine große Bauchoperation, bei der vermutlich die gleichen postoperativen Komplikationen auftreten können, wie bei anderen Eingriffen im Bauchraum. So stellt sich die Frage nach der primären und sekundären Wundheilung, den thromboembolischen Komplikationen, Verwachsungen, die Gefahr des Ileus, Narben, Schmerzen, anaesthesiebedingten Problemen und der verringerten Fertilitätsrate nach einer Sectio.
Desweiteren ist mit jedem Anstieg der Sectiorate auch mit einem Anstieg der Müttersterblichkeit zu rechnen. Der Zustand der Sectio ist als »Risikomerkmal bei folgenden Schwangerschaften« anerkannt und kann erhebliche Auswirkungen auf die Geburtsleitung haben. Als Langzeitfolgen werden bei Status nach Sectio die erhöhte Rate bei vorzeitigen Plazentalösungen und Extrauteringraviditäten genannt, bei Folgeschwangerschaften ein erhöhtes Risiko für Plazenta praevia sowie die sekundäre Sterilität nach Sectio. Darüber hinaus sollten auch die Spätkomplikationen der OP, die bei folgenden Schwangerschaften, Geburten oder erst viele Jahre später auftreten können, mit bedacht werden.
Bei dem Problem der postnatalen Beckenbodenproblematiken ist vorauszuschicken, dass auch Nulliparae und sectionierte Frauen Beckenbodenschäden und Harninkontinenzen in verschiedenen Ausprägungen aufweisen. Hier stellt sich weiterhin die Frage, ob nicht schon das Gewicht der Schwangerschaft und die besondere hormonelle Situation eine größere Belastung für den Beckenboden darstellen, als eine komplikationslose Spontangeburt. Zudem wissen wir, dass Harninkontinenz und auch Venenleiden ebenfalls schon während der Schwangerschaft auftreten können.
Die Parität ist grundsätzlich nur eine von 10 weiteren möglichen Ursachen, die zu einer Gebärmuttersenkung und/oder zur Harninkontinenz führen können. Zu nennen sind hier:

- Übergewicht,
- Fehlatmung,
- falsche Ernährungs- und Stuhlgewohnheiten,
- schlechte Körperhaltung, beruflich bedingte Beckenbodenbelastungen,
- angeborene Bindegewebsschwäche,
- falsche Arbeitsgewohnheiten,
- mehrere oder schwere Geburten,
- mehrere Schwangerschaften.

Bezüglich des Neugeborenen ist es nach Meinung der Neonatologen eher ungünstig, wenn ein Kind ohne Wehenstress und vielleicht auch noch ohne Blasensprung vorzeitig vor der 38. Schwangerschaftswoche geboren wird. (Vgl. Grossbichler, Pichler in: Die Hebamme, Juni 2000.)

Unbestritten hat die Schnittentbindung heute eine niedrige Komplikations- und Sterblichkeitsrate für die Mütter erreicht. Dennoch liegt die Sectiomortalität um den Faktor 4 bis 12 höher als die Sterblichkeitsrate im Zusammenhang mit einer Spontangeburt. Auch wenn eine Schnittentbindung bei gewissen Risikokonstellationen zum Wohle der Mutter und ihres Kindes notwendig ist, ist die gestiegene Sectiorate weder die Alleinige, noch die Hauptursache für diese erfreuliche Entwicklung, denn vor allem die großen Fortschritte in der Neonatologie üben den stärksten Einfluss auf die sehr niedrige Erkrankungs- und Sterberate der Neugeborenen aus. (Vgl. Dr. med. Michael Krause in: Die Hebamme, Juni 2000.)

Zahlreiche Studien belegen, dass die häufigsten Ursachen der neonatalen Mortalität primär gestationsabhängig sind und unabhängig vom Geburtsmodus auftreten. Von daher ist die Auffassung, dass die Sectiogeburt für das Kind die beste, risikoärmste und schonenste Methode sei, lediglich ein häufig populistisch propagierter Irrtum, der zu allem Bedauern in der Diskussion um die Wunschsectio als Argument seitens der BefürworterInnen mit angeführt wird.

Bei reifen Neugeborenen, die per Sectio entbunden wurden, ist beispielsweise die Rate des Respiratory-distress-Syndroms um das 2- bis 4fache und die des Pneumothorax um das 1,9fache höher gegenüber spontan geborenen Kindern. Die Vorteile einer vaginalen Geburt für das Kind liegen unter anderem in der Oxitocinausschüttung als Atemanreiz für das Kind. Die Wehentätigkeit ist zudem eine Möglichkeit für einen intensiven Körperkontakt für das Kind zur Stimulierung der Haut und somit für den Aufbau immunisierender Bakterien. Zudem wird bei einer vaginalen Geburt durch das Herauspressen des Fruchtwassers die anschließende Atemtätigkeit des Kindes begünstigt. Bei Frühgeborenen treten schwere Hirnblutungen 18-mal häufiger nach einer Schnittentbindung auf, als nach einer Spontangeburt. (Vgl. Dr. med. Krause in: Die Hebamme, Juni 2000.)

Aus juristischer Sicht ist die Wunschsectio gerechtfertigt und legal aufgrund des Rechts der Frau auf Selbstbestimmung und Selbstverantwortung. Die Frau muss mehrere Tage vor errechnetem Geburtstermin über beide Entbindungsmodi aufgeklärt werden und die Frau muss die Kosten für den Eingriff selbst tragen, da eine Wunschsectio nicht zwingend notwendig ist.

Mittlerweile gibt es drei weitere Umfragen, die die für mich erschreckenden Ergebnisse der Al-Mufdi et al. Studie nicht bestätigen. Bei unkomplizierten Schwangerschaften und dem Baby in Schädellage würden laut einer Umfrage von Dicksen und Willett 1999, 4,4 % der befragten Hebammen in London eine Sectio caes. favorisieren. In der Studie von Van Rosmalen 1999, bevorzugen lediglich 1,4 % der Befragten niederländischen Geburtshelferinnen eine Schnittentbindung. Hebammen aus Deutschland, Österreich und der Schweiz würden laut einer Umfrage von Groß-Loyben, Harder, Reutter 2000 sogar 97,5 % eine vaginale Geburt anstreben.

Warum wünschen sich Frauen einen Kaiserschnitt?

- Dem Druck entfliehen, weibliche und biologische Stärke beweisen zu müssen.
- Nähe zur Sexualität: Abwehr und Schuldgefühle lassen Schwangerschaft und Geburt nur schwer als natürliche Ereignisse akzeptieren.
- Eine Erklärung dafür, warum Frauen sich freiwillig einem operativen Eingriff mit all seinen Begleiterscheinungen oder postoperativen Einschränkungen auf sich nehmen wollen oder gar »wünschen«, kann unter anderem durch den gesellschaftlichen Wertewandel erklärt werden.
- Eine Abwertung der normalen Geburt, wie sie beispielsweise sehr deutlich in Brasilien zu beobachten ist, wo Frauen, die es sich leisten können, ihre Sectio kaufen. Eine normale Geburt ist etwas für einfache bzw. arme Leute.

- Der Einfluss des gängigen »Life style« auf die Indikationsstellung in der Geburtshilfe, die fehlende Bereitschaft, die natürliche Geburt abzuwarten.
- Ein gehobenes Anspruchsdenken der werdenden Eltern, gekoppelt mit der zunehmend geringeren Bereitschaft, selbst Verantwortung für die Schwangerschaft und Geburt zu übernehmen bzw. schicksalhafte Ereignisse zu akzeptieren. (Vgl. Dr. med. Michael Krause in: Die Hebamme, Juni 2000.)

Weitere Argumente von Frauen für die Gewährung des Kaiserschnitts auf Verlangen:

- Geburt ist ein Akt extremer Qualen.
- Geburt kann nicht geübt werden.
- Der Verlauf einer Geburt ist unvorhersehbar.
- Die Schmerzen sind unzumutbar.
- Da das Wohl des Kindes ebenfalls im Mittelpunkt steht, unterliegt die Gebärende vielfachen Einschränkungen.
- Es gibt für eine Spontangeburt keine zuverlässige und sichere Schmerztherapie. In der Medizin ist die weitestgehende Schmerzlinderung ein zentrales Ziel. Warum nicht auch in der Geburtshilfe?
- Der Kaiserschnitt als Schmerzlinderungsmaßnahme bei extremen Geburtsschmerzen.
- Der Wunschkaiserschnitt bei Erschöpfung der Gebärenden, wobei die Frau selbst den Zeitpunkt dafür bestimmt.
- Frauen, die gezwungen werden, gegen ihren eigenen Willen, wenn sie selbst innerlich nicht mehr den Wunsch verspüren spontan zu entbinden (Selbstaufgabe), können traumatische Folgen haben.
- In anderen medizinischen Disziplinen werden OPs nicht nur dann durchgeführt, wenn sie lebensrettend sind, sondern auch zur Verbesserung der Lebensqualität des Patienten.
- Jede Frau hat ein Recht auf ihr eigenes Risiko. Wenn eine Frau sich frei für eine Hausgeburt entscheiden darf, warum dann nicht auch für einen Kaiserschnitt?
- Jede Frau sollte ein Recht haben auf Selbstaufgabe, Schmerzlinderung und Hilfestellung.
- Der Wunschkaiserschnitt sollte ein normales Therapieangebot werden »vor dem Hintergrund fortdauernder menschlicher Hilflosigkeit, bei der Bewältigung der Spontangeburt«. (Vgl. Kathinka Beusch-Ackermann in: Die Hebamme, Juni 2000.)
- Der Wunsch, sich selbst die Erfahrung einer Grenzsituation, wie sie die Geburt darstellt, ersparen zu können.

Viele dieser Argumente sind für mich nicht nachvollziehbar. Die Frau tauscht einen natürlichen Prozess mit allen Unsicherheiten, vielen Variablen und nicht planbaren Momenten, gegen technischmedizinisch Machbares. Sie tauscht die Geburtsschmerzen gegen die postoperativen Schmerzen und die körperliche Versehrtheit durch die Operation. Sie verzichtet auf viele Gefühle, positive wie negative, und tauscht ihre Möglichkeit der Aktivität bei der Geburt gegen die Passivität einer OP-Patientin. Die Frau nimmt billigend gesundheitliche Nachteile für das Kind in Kauf, riskiert ein gestörtes Bonding in der sensiblen Phase sowie die traumatischen Wirkungen einer Kaiserschnittgeburt für das Kind, welche sich sowohl auf der körperlichen als auch der emotionalen Ebene manifestieren. Psychotherapeuten, die mit Säuglingen und Kleinkindern arbeiten, sagen, dass ein Kind innerlich darauf eingestellt ist, durch den Geburtskanal auf die Welt zu kommen. Ein Kaiserschnitt ist somit eine Störung dieser inneren Vorstellung und es ist davon auszugehen, dass eine ausgeführte Sectio ein Kind in einen schockartigen Zustand versetzt. Darüber hinaus besagen tiefenpsychologische Erkenntnisse, dass Kinder in ihrem Unbewussten ihre eigene Geburt erinnern können, sich der Worte erinnern, mit denen sie angesprochen wurden sowie der Behandlung, die ihnen zuteil wurde. (Vgl. Franz Renggli in: Die Hebamme, Juni 2000.)

Die möglichen psychischen Folgen einer Wunschsectio

Die Erfahrungen vieler Frauen, die eine normale Geburt erleben und bewältigen, zeigt, dass eine positive **Geburtserfahrung** Schmerz und Anstrengung nicht ausschließt. Auch Angst und Panik, ein verschwimmendes Zeitgefühl, Gedächtnislücken und medizinische Interventionen zerstören nicht zwangsläufig die positive Einstellung zur Geburt und die Zufriedenheit mit der eigenen Leistung und dem individuellen Geburtserlebnis. (U. Waldenström u.a. in: Birth 23:3, 1996.) Eine Geburtserfahrung hat stets einen komplexen Charakter, in dem positive und negative Gefühle nebeneinander existieren können. Während in der Eröffnungsperiode und der Austreibungsperiode die Schmerzen und die Anstrengung das Erleben der Frau beeinflussen, ist die Zeit nach der Geburt des Kindes geprägt durch Erleichterung, Glück und Zufriedenheit. Beides zusammen kann zu einer umfassenden Beurteilung der Geburtserfahrung führen, an die sich die Frau später erinnern wird und die ihre Zukunft beeinflusst.

Die Annahme, dass sich tatsächlich viele Frauen eine Sectio wünschen, wird durch einige Untersuchungen zum Thema **Geburtsängste** eher unwahrscheinlich. Die Häufigkeit von Geburtsängsten wird in verschiedenen Forschungsarbeiten (Lukesch 81, Kentenich 83, Neuhaus 94, Neuhaus u.a. 95) zwischen 35 % und 75 % angegeben. Dabei steht die Furcht vor einer Erkrankung oder Schädigung des Kindes meist an erster Stelle. Bereits an zweiter Stelle steht die Angst vor Komplikationen, wie z.B. eine operative Entbindung.

Bei den psychischen Folgen nach einer Wunschsectio müssen wir bei dem derzeitigen Forschungsstand auf die Frauen zurückgreifen, die aufgrund medizinischer Indikationen einen Kaiserschnitt erhalten haben. Hier stehen an erster Stelle die Versagensgefühle der jungen Mutter, als Frau nicht richtig zu funktionieren, das heißt etwas »Normales oder Natürliches« nicht geschafft zu haben. Diese Versagensgefühle gehen zumeist mit einem schlechten Gewissen dem Kind gegenüber und nicht selten auch der Familie und dem Bekanntenkreis gegenüber einher.

Bei der Begleitung von Frauen nach Kaiserschnitt wird in erschreckendem Maße deutlich, dass die Übernahme der Mutterrolle, der Alltagsbewältigung, das Versagergefühl, die Schuldsuche und das Bewusstsein, die Geburt durch Kaiserschnitt nicht mehr rückgängig machen zu können, eine so konfliktbeladene Lebenssituation schaffen können, dass die betroffenen Frauen häufig mit Depressionen und Angstzuständen reagieren. Zu vermuten ist ferner ein Bedauern darüber, ein besonderes Lebensereignis verpasst und den Geburtsprozess nicht aktiv miterlebt zu haben, und das Kind anfänglich nur mit Hilfe anderer entgegennehmen und versorgen zu können.

Zu diesen Konflikten käme nach einer gewünschten Schnittentbindung sicherlich noch das Bedauern hinzu, die besonderen Anforderungen einer Geburt mit Wehen gar nicht erst versucht und die damit verbundenen eigenen Möglichkeiten nicht erfahren zu haben.

Weiterhin ist es für mich vorstellbar, dass Frauen nach einer Wunschsectio sich selbst in die Rolle **einer Randgruppe** manövrieren. Bei dem Thema Geburt können sie nur bedingt mitreden. Sectiofrauen fühlen sich in offenen Müttergruppen (Rückbildungsgymnastikkursen, Stillgruppen, Mutter-Kind-Gruppen) häufig ausgegrenzt, da sie an den Erfahrungen anderer, die eine normale Geburt erlebt haben, nicht teilhaben können. Dies kann um so frustrierender sein, da beim Thema Mutterwerden – Muttersein bekanntermaßen anderweitige Qualitäten und Qualifikationen im Bewusstsein von Frauen oft nur eine untergeordnete Rolle spielen.

In meiner Praxis erlebe ich bei fast allen Frauen den dringenden Wunsch nach einer Spontangeburt, vor allem nach einer vorangegangenen Sectio, da fast alle Mütter, die ich kennen gelernt habe, das Gefühl äußern, »bei der Geburt etwas verpasst zu haben«.

Eine weitere Frage ist für mich, welche Folgen eine Wunschsectio für die Zukunft der Familie hat, im Hinblick auf den Umgang mit dem Kind, das Wahrnehmen und Respektieren kindlicher Bedürfnisse, im Hinblick auf das Stillen und die Einstellung und den Umgang mit Gesundheit und Krankheit.

Das Problem des verringerten Glücksgefühls und Stolzes auf die eigene Leistung, auf die körperliche und harte Arbeit bei der Geburt des ersehnten Babys hat hoffentlich auch weiterhin soviel Gewicht, dass es für sehr viele Frauen die Alternative Normalgeburt oder gewünschter Kaiserschnitt nicht geben wird. Die meisten Frauen verspüren wohl auch in Zukunft den Wunsch, auf natürlichem Wege mit eigenem Erleiden und Erleben ihr Kind auf die Welt zu bringen.

»Bonding«, die besondere Bindung zwischen Mutter und Kind

»Bonding«, das Verbinden zwischen Mutter und Kind oder besser zwischen Eltern und Kind, ist etwas, das schon während der gesamten Schwangerschaft stattfindet und nicht nur in den ersten sechs Lebensstunden, der »sensiblen Phase« des Kindes (Marshall, Klaus und John Kennell, München 1983). Bonding findet zum einen auf dem physiologischen Weg statt, d. h. Botschaften werden durch Hormone und andere Blutinhaltsstoffe zum Kind transportiert. Dies geschieht ebenso auf dem physikalischen, anatomischen Weg, d. h. das Kind empfängt Botschaften über Wärme, Kälte, Musik, Sprache, Licht, Bewegung und Berührung, sowie auf dem empathischen Weg, dem Weg des Gefühls, der Intuition und des Erspürens.
Viele Kaiserschnittfrauen, die von der Bedeutung des Bonding gehört haben und aufgrund der Nachwirkungen der Operation in den ersten sechs Stunden nach der Geburt ihres Kindes dazu nicht in der Lage waren, entwickeln **Schuldgefühle**. Helfen kann hier die Information, dass auch andere Personen, in erster Linie sicherlich der Vater, dessen Stimme das Baby schon pränatal kennengelernt hat, dem Baby über den Geburtsschock hinweghelfen und erfolgreich eine vertrauensvolle Eltern-Kind-Bindung aufnehmen bzw. fortsetzen kann. Sobald die Mutter dann in der Lage ist, sich ihrem Kind zuzuwenden, sollte sie ihr Baby bekommen, um die vorgeburtliche Verbindung so nahtlos wie möglich fortzusetzen.
Hierzu hat Stanislav Grof festgestellt, dass das Ausmaß und der Umfang des so genannten Geburtstraumas ganz entschieden davon abhängt, wie feinfühlig das Kind nach der Geburt behandelt wird und ob ihm die Möglichkeit gegeben wird, das symbiotische Verhältnis zur Mutter wieder herzustellen. (Grof, Stanislav, Geburt, Tod und Transzendenz, München 1989). Ashley Montagu schreibt zu diesem Thema in ihrem Buch Körperkontakt: »Das Neugeborene hat das gute Recht eine Fortsetzung des Lebens zu erwarten, wie dieses Leben innerhalb des Uterus war, ehe der Geburtsprozeß es so katastrophal unterbrach. Aber was unsere hochkultivierte westliche Welt ihm gibt, ist ein ziemlich zweifelhafter Empfang.« (Montagu, Ashley, Körperkontakt, Stuttgart 1984)
Das Wissen um das Bonding und die Tatsache, dass viele Frauen heute nach einem Kaiserschnitt durch verbesserte Narkose- und Schmerzmittel sowie verbesserte OP-Techniken (»Nisgav Ladach-Methode«) wesentlich schneller wieder fit sind, wiegt sicherlich ein wenig die erlebte Frustration über eine operativ beendete Geburt wieder auf.
Ganz stark mitbestimmend für die psychische Befindlichkeit der Mutter ist nicht nur ihr körperlicher Zustand, sondern auch **die Art der Unterstützung, die ihr zuteil wurde**. Besonders positiv empfinden viele Frauen, wenn sie ihr Kind von Anfang an bei sich haben konnten und beispielsweise der Vater viel Zeit in der Klinik verbringen konnte, um bei der Versorgung des Kindes zu helfen. Auch eine liebevolle und kompetente Anleitung zum Stillen kann vieles wieder gutmachen. Besonders positiv berichten Frauen in diesem Zusammenhang von den neuorganisierten Wochenstationen, auf denen ein komplettes »Rooming in« möglich ist. Meist findet dies in Verbindung mit einer so genannten Zimmerpflege unter Aufhebung der unterschiedlichen Zuständigkeiten zwischen Wochenstationen und Kinderzimmer statt.
Ich möchte in diesem Zusammenhang aber auch erwähnen, dass es Frauen nach Kaiserschnitt gibt, die sich einfach sehr krank fühlen und froh sind, wenn sie ihr Kind phasenweise im Kinderzimmer abgeben können und Zeiten haben, in denen sie sich ungestört oder ohne Verantwortung zu übernehmen, ausruhen können.

Rückbildung und Heilung

Viele Frauen nach Kaiserschnitt machen im Wochenbett die Erfahrung, dass sie im Zusammensein mit ihrem Kind schneller gesunden und wieder mobil werden. Das Zusammensein mit dem Baby wird höher bewertet als die eigenen Beschwerden. Wichtig ist in diesen ersten Tagen nach der Operation, in denen das Bewegen noch schwer fällt und durch Infusionsschläuche Einschränkungen unterliegt, das Kind so anzulegen und mit ihm zu schmusen, dass es nicht weh tut und dass die Mutter das Baby gut halten kann.

In diese ersten Tage fällt auch der so genannte **»Heultag«** oder »Babyblues«. Hier hilft es, sich richtig auszuweinen, um mit der Trauer um die nicht erlebte Vaginalgeburt und dem Abschied von dem bisherigen Leben ohne Kind besser umgehen zu können. Es hilft auch, mit anderen über diese Traurigkeit und die Verunsicherung in der neuen Rolle zu sprechen.

Die **Überlastung nach der Geburt** stellt ein weiteres Problem dar. Besonders belastet werden die Wöchnerinnen durch zuviel und zu anstrengenden **Besuch**. Leider merken die meisten Frauen erst zu spät, dass ihnen zuviel zugemutet wurde. Häufig sind Stillstörungen und ein Nachlassen der Milchproduktion die Folge. Diese Überlastung trifft aber nicht nur die Mutter, sondern häufig auch das Neugeborene. Auch wenn viele Babys in den ersten Tagen nach der Geburt zum Teil sehr ruhig sind, Kaiserschnittbabys manchmal sogar aufgrund der Narkosemittel und der fehlenden Hautstimulation passiv erscheinen, geschieht doch jeden Tag soviel Neues und Spannendes mit dem Kind, dass man sich möglichst nicht mit zusätzlichen Aufregungen belasten sollte.

Eine Kaiserschnittgeburt ist **für die Kinder wesentlich anstrengender** und stressiger als eine normale vaginale Geburt. Das beginnt schon mit dem ersten Schrei, der oft sehr gurgelnd ist, da sich das Fruchtwasser, das bei einer vaginalen Geburt durch den Druck der Geburtswege herausgepresst wird, noch im Mundraum befindet. Desweiteren schauen die Kinder ins grelle OP-Licht und der Übergang zwischen dem Leben in der Gebärmutter und dem Leben außerhalb geschieht sehr schnell. Fast alle Kinder sind daher sehr erschrocken und verängstigt. Diese abrupte Geburt ist tatsächlich vergleichbar mit einer »Sturzgeburt«.

> Aufgrund all dieser Umstände ist es besonders wichtig, dass gerade die Babys nach Kaiserschnitt in den ersten Stunden und Tagen nach der Geburt viel liebevolle Berührungen, Massage, Hautkontakt und -stimulation, Ruhe und Geborgenheit durch die Eltern erfahren und auch die Stimmen der Eltern hören können.

Die **Heilung im Wochenbett** erfolgt erfreulicherweise in der Regel sehr schnell. Bereits einige Stunden nach dem Kaiserschnitt können die meisten Frauen sich an die Bettkante setzen und wenig später, zunächst noch mit Hilfe, aufstehen. Dieses **frühe Aufstehen** hat sich sehr bewährt; Thrombosen sind wesentlich seltener geworden. Die Darmfunktion wird angeregt und ebenso der Wochenfluss.

Zur **Thromboseprophylaxe** sollten im Frühwochenbett **gut sitzende** Kompressionsstrümpfe getragen und früh mit der Venengymnastik, insbesondere bei Krampfaderbildung oder starken Hämorrhoiden, begonnen werden.

> Der richtige Zeitpunkt für die gymnastische Thromboseprophylaxe ist, sobald der Dauerkatheder entfernt wurde.

Die subkutane Heparingabe über 7 – 10 Tage beeinflusst das Stillen nicht.

Der **Wochenfluss** nach Kaiserschnitt dauert meist nur 3 – 4 Wochen.

Die schnelle **Heilung der Bauchnaht** im Wochenbett, die zwischen 8 und 12 Tagen variiert, kann durch eine Aktivierung der Unterbauchmuskeln und einem Atemtraining unterstützt werden. Sobald die Narbe geschlossen ist, können auch Narbensalben aufgetragen werden. Hier ist die Biolytsalbe, welche auch in der Epipflege eingesetzt werden kann, besonders empfehlenswert.

Entgegen der Praxis in vielen Kliniken sind Abführmittel zumeist nicht notwendig. Erfahrungsgemäß hat fast jede Frau nach ca. vier Tagen **Stuhlgang**. Vorsicht ist geboten bei der postoperativen Gabe von Dolantin® und Valeron®, was in den meisten Fällen zu Darmträgheit führt. Hier kann dann der Darm z. B. über einen Microklist® stimuliert werden.

Wenn die Frau stillt, sollte auf künstliche Opiate zur **Schmerzstillung** im Wochenbett ohnehin verzichtet werden. Auch Mittel wie Aspisol®, ben-u-ron®, Voltaren® und andere gehen in die Muttermilch über. Von daher sollte immer sparsam und individuell mit Schmerzmitteln umgegangen werden.
Zur **Rückbildung der Gebärmutter** werden nach Sectio fast ausnahmslos **Kontraktionsmittel** verabreicht. Dies ist besonders wichtig bei großen Kindern und Mehrlingsgeburten. Normalerweise wird Oxitocin verabreicht, bei starken Blutungen können auch Prostaglandine beigefügt werden. Methergin sollte wegen der nachteiligen Wirkung auf die Milchbildung nicht gegeben werden. Bei einer möglichen perioperativen oder im Frühwochenbett verordneten Antibiotikagabe sollte nach Möglichkeit bei der Auswahl der Substanzen darauf geachtet werden, dass die Frau weiterhin stillen kann. Im Zweifelsfall sollte die Muttermilch verworfen und regelmäßig mit der Pumpe die Milchbildung stimuliert werden.

Die heilende Wirkung des Stillens

> Dem Stillen steht nach einem Kaiserschnitt nichts im Weg.

Sowohl die Narkosemittel als auch die Medikamente bei der PDA sind in der Muttermilch kaum nachweisbar. Nur nach der Gabe bestimmter Antibiotika sollte mit dem Anlegen abgewartet werden, zumal derzeit die frühen Antibiotikagaben beim Kind als Auslöser für Allergien diskutiert werden. In solchen Fällen sollte die Milchproduktion von Anfang an durch Pumpen stimuliert werden.
Grundsätzlich braucht eine frisch operierte Frau viel Hilfe und Unterstützung beim Anlegen und Stillen, denn gerade ein erfolgreiches Stillen kann gegebenenfalls über eventuelle Versagensgefühle durch die nicht erlebte Spontangeburt hinweghelfen. Das Stillen ist oft für die Mutter eine Art Wiedergutmachung an das Kind.
Die körperliche Nähe beim Stillen, der Hautkontakt und die tiefe Verbundenheit wirken oft heilend für beide Seelen. Unterstützung, Vertrauen, die richtige Anlegetechnik und häufiges Anlegen (ca. 12-mal in 24 Stunden) sind die Voraussetzung für ein erfolgreiches Stillen nach Sectio; auch die Mutter profitiert davon. Die Rückbildung der Gebärmutter, die gerade nach einem Kaiserschnitt nicht so schnell geht, wird gefördert, Wehen werden angeregt, der Wochenfluss wird verstärkt und auch die Darmperistaltik wird stimuliert. Außerdem fördern leichte Nachwehen den Heilungsprozess an der Plazenta und der Sectiowunde. Gut durchblutetes Gewebe heilt besser.
Besonders wichtig ist hier das **Anlegen in Seitenlage**. Die Frau liegt auf der Seite, Kopf und Rücken sollten gut abgestützt sein. Ein Kissen vor dem Bauch der Mutter schützt vor Tritten des Babys auf die Narbe. Der Mund des Kindes sollte direkt vor der Brustwarze liegen und das Kind insgesamt nah am Bauch der Mutter.
Ist die Mutter später etwas mobiler, kann sie im Sitzen stillen. Hierbei hilft ein Kissen auf dem Bauch, unter dem kindlichen Rücken und eine Knierolle unter den Beinen, um die Bauchdecken der Mutter zu entlasten.

Aufsetzen und Aufstehen

Das Aufsetzen ist am schonendsten **über die Seite**, wie in der Schwangerschaft. Hilfreich ist hier ein Gurt, Galgen oder Stecklaken, wonach die Frau mit einer Hand greifen kann. Die andere Hand kann die Frau mit leichtem Druck auf die Narbe legen. Um aus dem Bett herauszukommen, kann die Frau zunächst mit dem Po und unterstützend mit den Händen oder den Ellenbogen an den Bettrand rutschen, dann erst ein Bein eventuell auf eine Fußbank stellen, dann das zweite Bein aus dem Bett bringen und über die Seite den Oberkörper aufrichten. Wichtig ist, dass die Frau nicht versucht, ein Bein richtig aus der Hüfte heraus anzuheben. Dies ist sehr schmerzhaft und belastet wiederum zu sehr die Bauchmuskulatur.
Bevor wir mit der Anleitung zur **Wochenbettgymnastik** bei den Frauen nach Kaiserschnitt beginnen, müssen wir bedenken, dass die Wundheilung bei allen Menschen sehr unterschiedlich verläuft. Jede Frau spürt für sich selbst am besten, welche Lagen, Haltungen und Übungen schon gut und förderlich sind und welche nicht.

Allgemeine Hinweise an die Wöchnerinnen nach Kaiserschnitt:

- Lockere Kleidung tragen
- Anfangs viel liegen, am besten mit einer Knierolle, um die Bauchmuskeln zu entlasten
- In Seitenlage stillen
- Beim Stillen im Sitzen auf eine besonders aufrechte Haltung achten, mit einigen Kissen zum Abstützen und Halten
- Thromboseprophylaxe
- Gehen ist besser als stehen
- Aufrechtes Sitzen auf einem harten Stuhl mit gut gepolstertem Rücken, eventuell auch mit einem Kissen im Rücken
- Beim Aufheben des Babys ist es wichtig, immer auch an den Beckenboden zu denken, ihn etwas anzuspannen und das Kind ganz dicht am Körper zu tragen. Dabei die Seiten immer wieder abwechseln, so dass das Kind mal rechts und mal links gehalten wird. Ansonsten ist es günstig, beim Heben die Knie zu beugen, den Rücken gerade zu halten und das, was getragen werden soll, anzusehen. Beim Heben stets ausatmen, damit der Druck auf den Bauchinnenraum nicht verstärkt wird und nicht gepresst wird
- Die Bauchmassage im Wochenbett kann durchgeführt werden, sobald die Narbe und die Narbenumgebung schmerzfrei sind.

Wochenbettgymnastik nach Kaiserschnitt

Rigide gymnastische Übungen nach einer Kaiserschnittgeburt sind sicherlich **ungeeignet**, da sie die derzeitige Befindlichkeit der Frau nicht berücksichtigen. Die Wöchnerin sollte jetzt besonders liebevoll mit ihrem Körper umgehen und die Übungen durchführen, die ihr Wohlbefinden steigern. Dazu können alle kreislaufstimulierenden Übungen gehören sowie Übungen zur Wahrnehmung und Stärkung der Beckenboden- und der schrägen Bauchmuskulatur.

- **Atemübungen für die Bauchmuskulatur**. Diese fördern zusätzlich die Rückbildung der Gebärmutter und die Darmperistaltik und dienen der Schmerzlinderung. (s. S. 30)
- **Venenentlastungsübungen** im Liegen. (s. S. 40 + 41, 52 – 55)
- **Unterbauchaktivierung** in Rückenlage, wenn die Frau schmerzfrei ist auch in Seitenlage, sobald die Frau sich traut auch in Bauchlage. (s. S. 42)
- **Beckenbodenwahrnehmung** in Rückenlage mit Keilkissen oder angestellten Beinen. (s. S. 35)
- Später Venenentlastungsübungen im Stehen. (s. S. 117)
- Übung zur **Stabilisierung der Symphyse**. (s. S. 47)

Mögliche Beckenbodenschwächen und Schädigungen nach der Geburt

Beckenbodenschwächen und Schädigungen nach der Geburt werden im Wesentlichen auf die Traumatisierung des Beckenbodens durch die vaginale Entbindung zurückgeführt. Hierbei sind folgende Aspekte von Bedeutung:

- direktes Muskeltrauma (Zerreißung, Dammriss, Episiotomie),
- biochemische oder traumatische Veränderungen des Bindegewebes,
- Störung der neuromuskulären Einheit (partielle Denervierung, z. B. durch Überdehnung).

Harninkontinenz

Die Stress- und Belastungsinkontinenz wird definiert als unfreiwilliger Harnabgang infolge einer urethralen Schlussinsuffizienz unter körperlicher Belastung (Stress) bei sonst unauffälliger Blasensensibilität und Blasenmotorik.

Sie stellt die häufigste Folge einer Beckenbodenschädigung dar. Man unterscheidet drei Schweregrade:

- **Grad 1:** Harnabgang nur bei Husten, Lachen, Niesen bzw. schwerer körperlicher Arbeit,

d. h. bei einer plötzlichen intraabdominalen Drucksteigerung.
- **Grad 2:** Harnabgang beim Laufen, Tragen, Heben bzw. bei leichter körperlicher Arbeit, d. h. bei einer gleichmäßigen intraabdominalen Drucksteigerung.
- **Grad 3:** Harnabgang bereits beim Stehen, nicht aber in Ruhe beim Liegen, d. h. bei einer orthostatischen Druckeinwirkung.

Bislang wurden in der **Pathophysiologie der Harninkontinenz** hauptsächlich die Insuffizienz der Aufhängevorrichtungen für Blase und Urethra, sowie eine vorliegende Beckenbodenschwäche verantwortlich gemacht. Neuere Untersuchungen weisen jedoch darauf hin, dass die Inkontinenz auf eine fehlende und verzögerte Reflexkontraktion des Beckenbodens zurückzuführen ist. Diese ergibt sich als Folge einer partiellen Muskeldenervation und verzögerter Nervenleitungsgeschwindigkeit des N. pudendus bzw. der oberen Levatoräste.
Diese Denervation des Beckenbodens entsteht nicht selten durch **unsachgemäßes Pressen** unter der Geburt und leider auch durch die **mehr oder weniger vermeidbaren muskulären Geburtsverletzungen.** Wenn unter der Geburt die Frau nach dem herkömmlichen und leider immer noch weit verbreiteten Muster »Mund zu, Augen zu, Kopf auf die Brust und Hände in die Kniekehlen« zum »Pressen« angeleitet wird, ist es für die Gebärende unmöglich, den Beckenboden zu entspannen und die eigentliche Kraft der Presswehe mit ihren unterschiedlichen Höhepunkten für das Herausschieben des Kindes auszunutzen. Diese Art der Geburtsleitung ist **absolut beckenbodenschädigend** und eine unwürdige Tortur für die Mutter. Dieses »Power-Pressen«, die halbliegende Körperhaltung und das Hochziehen der Beine, spannt den Beckenboden maximal an, dazu kommt von innen der Druck des nach außen strebenden kindlichen Köpfchens, die Wehenkraft und die Bauchpresse der Frau. Dabei wird die Harnröhre der Frau in die Länge gezogen und ihre Blase muss hinter die Symphyse ausweichen, der Enddarm und der Afterschließmuskel werden flach und dünn auseinandergestrichen. Der so genannte Damm wird nach oben gezogen und ganz extrem in seiner Querausspannung gedehnt.

> Bei zu langem und zu starkem Pressen in dieser Haltung kann der Beckenboden so erheblich geschädigt werden, dass es zu einer partiellen Denervation kommen kann, d. h. zu einer dauerhaften Minderaktivierung des Beckenbodens.

Der Blasenschwäche liegen **multifaktorielle Zusammenhänge** zugrunde. Als hauptsächliche **Ursachen der Belastungs- und Stressinkontinenz** werden genannt:
- konstitutionelle Faktoren (z. B. aufrechter Gang, Bindegewebsschwäche)
- anatomische Voraussetzungen (z. B. passiver Halteapparat, Muskeltonus)
- körperliche Belastung (z. B. schweres Heben, chronischer Husten, Adipositas)
- traumatische Ereignisse (z. B. Operationen, Geburten)
- psychische Einflüsse (z. B. psychischer Stress, Aufregung, Angst, unterdrückte Affekte)
- alterungsbedingte Faktoren (z. B. Klimakterium, Postmenopause)

Des Weiteren tragen **soziokulturelle Faktoren** eine Mitverantwortung für bestehende Beckenbodenschwächen. Zu diesen zählen:
- der Trainingszustand der Muskulatur,
- anatomische Kenntnisse/Unkenntnis der Frau,
- Schamgefühl,
- Sexualleben,
- Präsenz des Beckenbodens im Körperbewusstsein,
- geringe oder fehlende Selbstbeobachtung von Körpervorgängen.

Auch **in der Praxis** erscheint die Blasenschwäche als ein multikausales Geschehen. Zu meinen Beobachtungen gehören:
- die ererbte Konstitution,
- die starke Beckenbodenbelastung durch mehrere Geburten, insbesondere bei schnell aufeinanderfolgenden Geburten, mit einem Abstand von weniger als zwei Jahren,

- Überlastung durch schwere körperliche Arbeit als Kind und Jugendliche,
- eine pedantische Reinlichkeitserziehung in der Kindheit und Jugend,
- ein ablehnendes Verhältnis zur Sexualität und den eigenen Sexualorganen.

Der retroflektierte Uterus

Normalerweise liegt die Gebärmutter im kleinen Becken leicht nach vorne, zur Blase hin geneigt. Die häufigste Lageveränderung der Gebärmutter ist der Retroflexio uteri. Dies ist nichts weiter als eine **Normvariante**, die entweder angeboren ist oder durch eine Geburt erworben wurde. Sie ist keine Krankheit und stellt auch keine Operationsindikation dar. Früher wurde dieser Knickung der Gebärmutter eine große Bedeutung beigemessen, von Schmerzen bei der Regelblutung bis hin zu unerfülltem Kinderwunsch, wovon heute auch Fachleute nicht mehr überzeugt sind.
Lediglich die sogenannte **Retroflexio uteri fixata**, bei der sich die Gebärmutter aus ihrer nach hinten geknickten Position nicht mehr aufrichten lässt, führt häufig zu Beschwerden. Hier liegen meistens Verklebungen zwischen der Gebärmutter und dem Enddarm vor als Folge von Entzündungen oder eines Endometriosebefalls des kleinen Beckens.
Die nach hinten geknickte Gebärmutter ist also zum Teil eine genetisch bedingte »Anomalie«, weit häufiger jedoch durch die Geburt eines Kindes erworben.

> Kehrt der Uterus im Verlauf der Rückbildungsperiode nicht in seine ursprünglich anteflektierte Lage zurück, so sollte über längere Zeit nach der Geburt **kein Bauchmuskeltraining** gemacht werden, sondern in erster Linie Übungen für den Beckenboden, die vordere Scheidenwand, zur Unterstützung der Blase und zur Stabilisierung der Mutterbänder sowie der Hüftbänder und -muskulatur.

Schwäche oder Vorfall der vorderen Scheidewand

Eine geschwächte vordere Scheidenwand stellt sich im Tastbefund als schwammiges, poröses Gewebe dar. Es zeigt sich ein enger Scheideneingang und ein großes hinteres Scheidengewölbe. Hierdurch ergibt sich eine geringere Stabilität für die Harnröhre und den Blasenboden. Dies führt nicht selten zur Restharnbildung und zur Reizblase.
Ein Vorfall der vorderen Scheidenwand besteht, wenn die Öffnung der Scheide klafft und die vordere Scheidenwand sichtbar wird.

Symphysenlockerung und Überdehnung der hüftstabilisierenden Muskulatur

Weitere nachhaltige Schädigungen der Beckenbodenmuskulatur können durch den frühen Tiefstand des kindlichen Köpfchens entstehen. Hier ist besonders die **Symphysenlockerung** und die **Überdehnung der hüftstabilisierenden Muskulatur** zu nennen. (M. opturatorius internus, M. iliococcygeus, M. pubococcygeus und M. piriformis).

> Für die Praxis bedeutet dies, dass in der Rückbildungsgymnastik auch die hüftstabilisierenden Muskeln mittrainiert werden sollten.

Senkung der Gebärmutter (Descensus)

> Als Senkung (Descensus) bezeichnet man das Tiefertreten der Portio uteri beim Pressen bis max. in Höhe des Scheideneingangs.

In den meisten Fällen ist ein **intensives und regelmäßiges Beckenbodentraining** ausreichend, um einer Verschlechterung des Befundes entgegenzuwirken und mögliche Beschwerden zu vermeiden bzw. zu beheben.
Probleme, die durch ein Descensus auftreten können, sind häufig vermehrte Rückenbeschwerden, insbesondere im Sakral- und Lumbalbereich, da durch das Tiefertreten der Gebärmutter ein Zug auf das Ligamentum latum ausgeübt wird, welches den Uterus mit

dem Os sacrum verbindet. Außerdem entstehen Obstipationsbeschwerden durch die Beeinträchtigung der Enddarmperistaltik. Die tiefer getretene Gebärmutter wirkt auch häufig störend beim Geschlechtsverkehr.
Die häufigste Komplikation ist jedoch die **Harninkontinenz**. Durch die gleichzeitige Senkung von Gebärmutter und Blase verzieht sich der Winkel zwischen Blase und Harnröhre. Je steiler dieser Winkel ist, um so mehr ist die Blase in ihrer Fähigkeit beeinträchtigt, den Urin zu halten und es kommt im schlimmsten Fall zum unwillkürlichen Harnabgang. Auch hier kann man wieder die unterschiedlichen Schweregrade der Harninkontinenz beobachten (s. S. 21 + 22).
Ein weiteres, durch die Winkelverschiebung zwischen Blase und Harnröhre bedingtes Problem sind die **chronischen Blasenentzündungen**, die die betroffenen Frauen oft über Jahre hinweg begleiten und zusätzlich die Harninkontinenz verschlimmern. Begünstigt wird dies durch eine Aussackung der Blase in die Scheide (Zystozele), bei der nach dem Wasserlassen ständig gewisse Mengen von Urin in der Blase zurückbleiben.
Neben der Belastungs- und Stressinkontinenz bzw. dem unwillkürlichen Harnabgang gibt es auch eine **Drang- oder Urge-Inkontinenz**. Das Leitsymtom ist hier der »imperative Harndrang«, d.h. es kommt zu einem plötzlich auftretenden Druckgefühl im Blasenbereich, das sich nicht mehr unterdrücken lässt. In vielen Fällen ist dann der Weg zur nächsten Toilette für die betroffene Frau zu weit. Bei dieser Urge-Inkontinenz muss nicht immer ein anatomischer Faktor die Hauptursache sein, es kann auch einfach nur eine nervöse Störung der Blasenversorgung vorliegen oder durch chronische Entzündungen hervorgerufen werden.

Vorfall der Gebärmutter (Prolaps)

Bei einem Vorfall der Gebärmutter wird die gesamte Gebärmutter in der Scheide sichtbar.

Hier hat sich der Uterus aus seiner normalen Lage gelöst, bedingt durch eine Schwäche der gesamten Beckenbodenmuskulatur.
Häufig sind die benachbarten Organe mitbetroffen. In den meisten Fällen zeigt sich zusätzlich eine Zystozele (eine Aussackung der Blase in den Vaginalbereich) oder eine Rektocele (eine entsprechende Vorwölbung des Darmes). In diesen Stadien ist eine operative Korrektur häufig unvermeidbar, wobei die betroffenen Frauen anschließend ein regelmäßiges Beckenbodentraining durchführen sollten, um den Erfolg der Operation zu erhalten und um sich selbst wieder zu stabilisieren.

Praxis

3. Bauchmassage im Wochenbett

Die Bauchmassage kann im Wochenbett von der Hebamme, dem Partner oder einer anderen Person durchgeführt werden. Die meisten Frauen genießen sie sehr. Sie hilft den weichen Bauch anzunehmen, regt die Darmtätigkeit an, sie unterstützt die Uterusrückbildung und den Wochenfluss.

Der oder die Massierende sitzt an der rechten Seite der Wöchnerin:

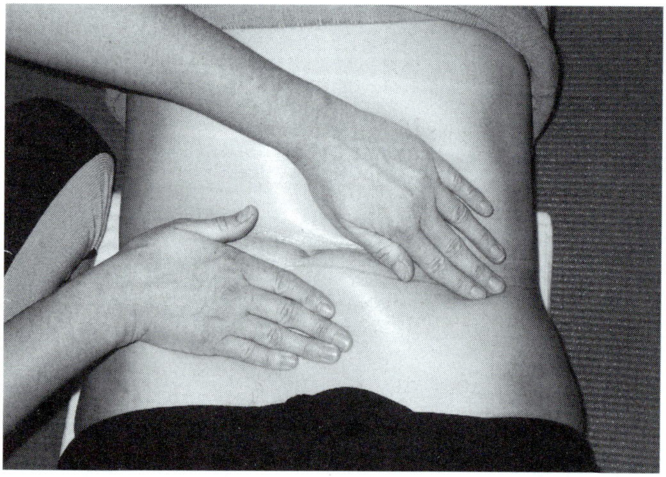

1. »Sonne und Mond«

Ihre linke Hand kreist im Uhrzeigersinn, mit dem Darmverlauf, um den Bauchnabel. Ihre rechte Hand führt unterhalb des Bauchnabels Halbkreise aus.

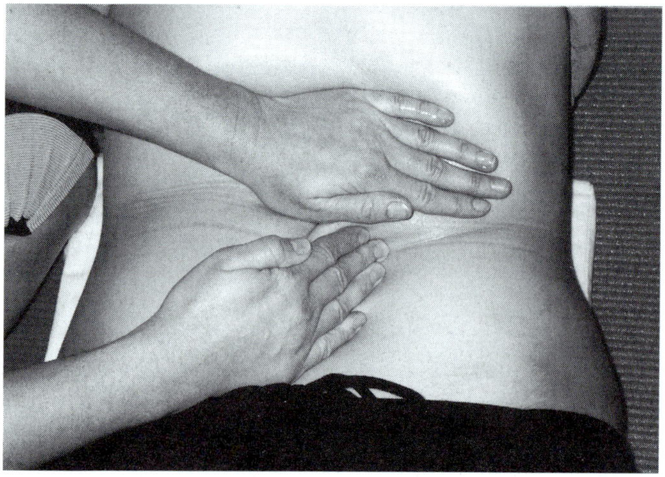

2. »Teig kneten«

Sie verschieben mit beiden Händen die Bauchdecken gegeneinander, von den Seiten zur Mitte.

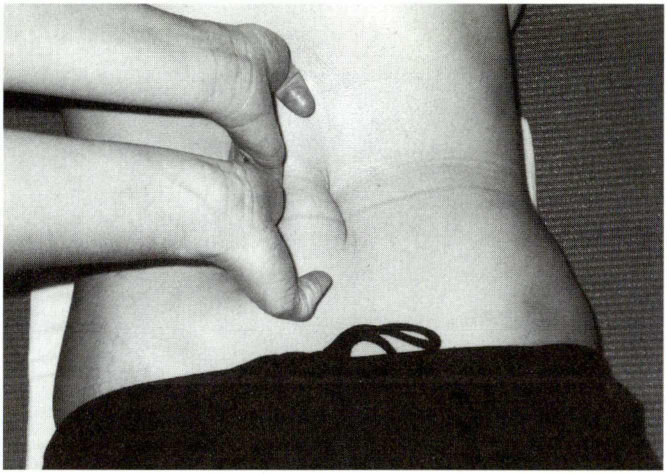

3. »Bauchwellen«

Sie schieben mit beiden Händen das weiche Gewebe von der Taille zum Bauchnabel und lassen über dem Bauchnabel die Bauchdecke abrupt los. Dann ziehen Sie von der Ihnen abgewandten Taille das Gewebe in Richtung Bauchnabel und lassen erneut abrupt los. Dieser Massagegriff dient der Reorganisation des Darms.

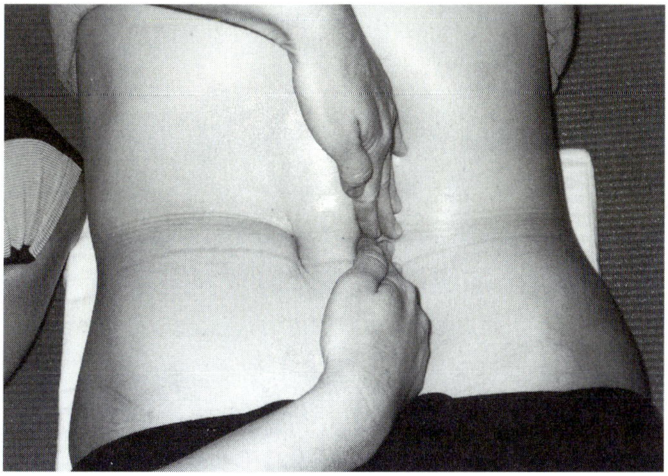

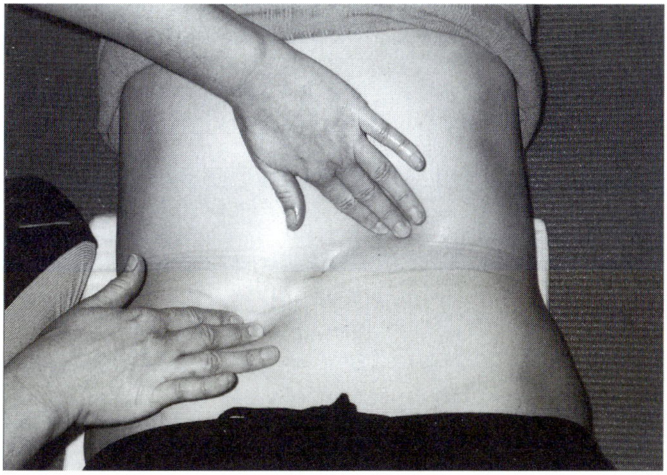

4. »Sonne«

Sie ziehen mit Ihren Zeige- und Mittelfingern »Sonnenstrahlen« vom Nabel zur Peripherie und/oder von der Peripherie zum Bauchnabel.

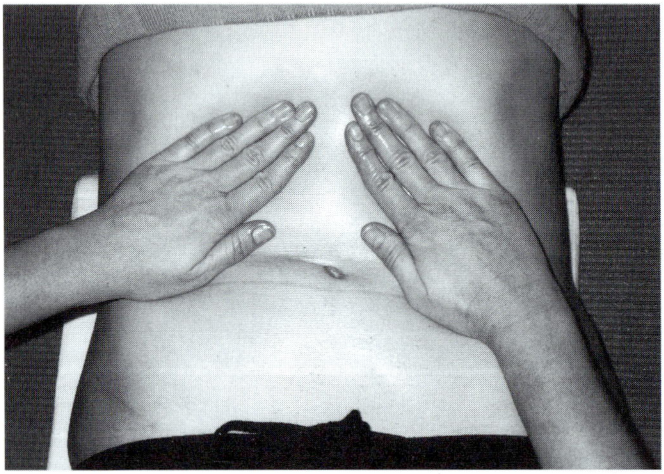

5. »Das Karo«

Beide Hände liegen am Rippenbogen. Mit beiden Händen streichen Sie zur Taille, von dort nach hinten zum Rücken, wo sich Ihre Fingerspitzen unter der Wirbelsäule treffen. Von hier aus ziehen Sie kräftig mit beiden Handflächen oberhalb der Hüftschaufeln in Richtung Schamhügel.

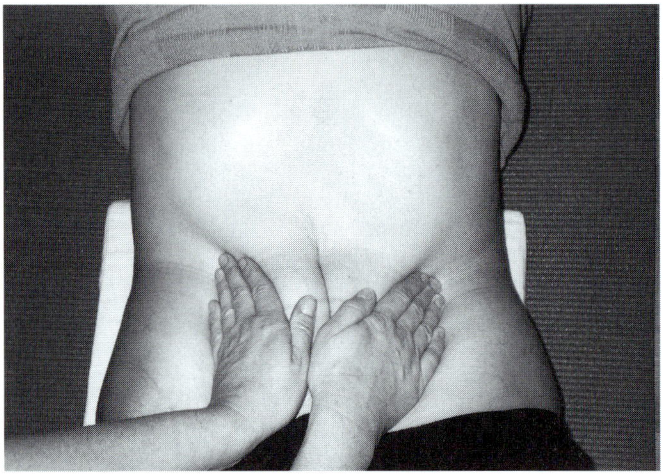

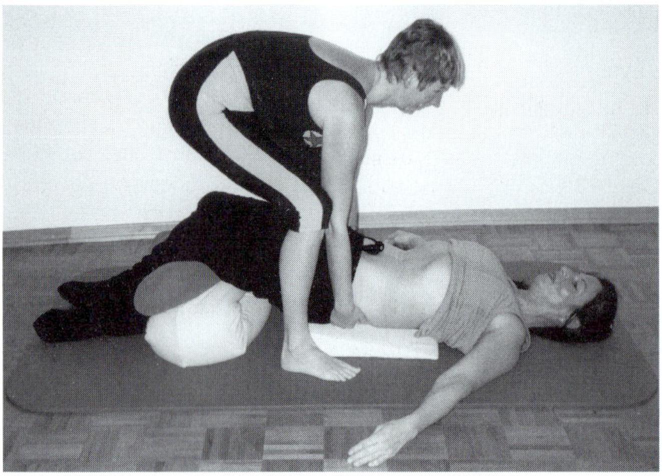

6. »Lockern des Beckens«

Sie stehen über der Frau und greifen mit beiden Händen unter das Kreuzbein. Durch das leichte Anheben des Beckens und eine sanfte Schüttelbewegung lockern Sie die Beckenstrukturen. Die Hände ziehen dabei vom Kreuzbein mit festem Griff über die Beckenschaufeln. Bitte achten Sie auf Ihren eigenen Rücken und stehen Sie stets mit weichen Knien.

4. Die Wahrnehmung des Beckenbodens

Die Wochenbett- und auch die Rückbildungsgymnastik zielen zu allererst auf die Wahrnehmung und Kräftigung der Beckenbodenmuskulatur.

Durch das »Trainingsprogramm« soll der Beckenboden allerdings nicht starr und rigide werden, sondern den Frauen »zur Verfügung« stehen. Der Beckenboden soll elastisch sein, er kann sich öffnen, nachgeben, umschließen, halten und stabilisieren, sowohl im physischen als auch im psychischen Sinne. Ein lebendiger Beckenboden hält die Balance zwischen Sich-Öffnen und Geben und zwischen Halten und Abgrenzen. Die körperliche Balance unterstützt auch das innere Gleichgewicht.

Der Beckenboden besteht aus Muskeln, die keine Gelenke sondern Weichteile bewegen und dafür verantwortlich sind, andere Organe an ihrem Platz zu halten. Helle Gotved schreibt hierzu: »Auch das weibliche Becken stellt ein Bewegungszentrum dar, und eine funktionstüchtige Beckenbodenmuskulatur wirkt wie eine *dritte Hand*, die Ergreifen, Festhalten, Steuern, rhythmisch Agieren und *Fühlen* kann.« (Gotved, Helle: Beckenboden und Sexualität, Stuttgart 1989).

Diese Muskeln zu trainieren ist nicht so leicht, da uns für die Lokalisation solcher Körperpartien nur das Muskelgefühl helfen kann. Gerade dieses Muskelgefühl ist jedoch oft gar nicht vorhanden oder verloren gegangen, z. B. durch Überdehnung, Denervation, Operationen etc.

Bei der Beckenbodenwahrnehmung müssen wir Frauen also alle Sinnesorgane mit einsetzen, eventuell den Beckenboden von innen oder außen berühren, Haltungen ausprobieren, Sitzmöglichkeiten und Hilfsmittel finden, um uns den Beckenboden präsent und verfügbar zu machen.

Die **Zielsetzung** jeglichen Beckenbodentrainings sollte es sein, ein besseres Körpergefühl und ein natürliches Gleichgewicht zwischen Spannung und Entspannung zu erlangen.

Ein **Grundprinzip des Muskelaufbautrainings**, welches der Wahrnehmung folgt, ist, dass die durchgeführte Muskelkontraktion stets eine maximale Stärke haben muss und die Anspannung so lange wie möglich aufrecht erhalten werden soll. Danach soll die Muskulatur doppelt so lange entspannt wie angespannt werden. Ein Muskel baut sich nur in der Ruhe auf!

Ein anderer Übungsrhythmus richtet sich nach den **individuellen Atemphasen** der Übenden. Hier wird zur Kontraktion ausgeatmet und in der Ruhephase eingeatmet.

Ein weiteres wichtiges Übungsprinzip für die Beckenbodenarbeit besagt, dass die Übende auf keinen Fall während der Muskelanspannung den Bauch einziehen und die Luft anhalten darf, da dies immer den Beckenboden nach unten drückt.

Bei den nachfolgenden Sensibilisierungsübungen für den Beckenboden geht es darum, ein Gefühl für die Spannungszustände der Muskeln zu entwickeln und dabei »gefühlsmäßige Erfahrungen« zu sammeln (Gotved, Helle, 1989). Dadurch wird der Unterschied zwischen Anspannung und Entspannung erlebbar und allmählich lernt die Frau die unterschiedlichen Spannungsgrade zu unterscheiden.

Beckenbodenerfahrung durch Aktivierung der Reflexzonen

Reflexzonen:

- Vordere Schleife des M. bulbospongiosus ⇒ Zusammenziehen und Lockerlassen der Augenbrauen.
- Afterschließmuskel (M. sphincter ani ext.) ⇒ Aktivierung der Kehle durch Krächzen »krrr« schließt den Analsphinkter. Durch ein offenes stimmvolles »ohh« öffnet sich der Sphinkter.
- Die **Mm. transversus perinei profundus und superficialis** werden angespannt durch

das Zusammenziehen der Sitzbeinhöcker. Dies ist nur mit geradem Rücken möglich. Die Reflexzone für diesen mittleren Beckenbodenbereich sitzt zwischen den Schulterblattspitzen. Wird dieser Bereich durch die Rundung des Rückens gedehnt, erschlafft auch diese quer verlaufende Muskulatur. Auch eine wärmende Hand zwischen den Schulterblättern lässt die Beckenbodenspannung leicht schwinden.
- Der **M. levator ani** wird durch aufrechtes Stehen und Sitzen aktiviert. Wir heben einen imaginären Schwanz, z.B. sitzend auf einem Hocker, und spüren, wie sich die dazugehörige Reflexzone im Bereich des Unterkiefers, des Mundes und der Zunge mit anspannt. So spiegelt sich der Spannungszustand des M. levator ani sowohl im Gesichtsausdruck als auch im Klang der Stimme.

Diese besondere Reflexzone, Unterkiefer und Lippen, sendet zudem sexuelle Signale. Ein lockerer Unterkiefer, weiche leicht geöffnete Lippen und eine lockere Zunge zeugen von einem geöffneten Beckenboden.

Beckenbodenwahrnehmung über den Atemrhythmus

Unser Bauchinnenraum ist nach unten durch den Beckenboden (Diaphragma pelvis) begrenzt und nach oben durch das Zwerchfell (Diaphragma). Beim **Einatmen** senkt sich das Zwerchfell, der Brustkorb weitet sich, die inneren Bauchorgane werden in Richtung Beckenboden gedrückt, die Beckenbodenmuskulatur wölbt sich nach unten.

Bei der **Ausatmung** hebt sich das Zwerchfell, die Luft entweicht aus der Lunge, und der Beckenboden hebt sich ebenfalls.

Wenn wir den Beckenboden anspannen, ziehen sich die Muskelpartien auf einen Mittelpunkt hin zusammen und er wird insgesamt nach oben gezogen. Aus diesem Grund sollen Anspannungsübungen für den Beckenboden stets während der **Ausatmung** vollzogen werden, ebenso wie alle beckenbodenbelastenden Tätigkeiten.

Anleitungsbeispiele

- **Übung 1:** Der Beckenboden ist ebenso wie die Bauchmuskulatur ein Atemmuskel, zu dem die Schwingungen vom Zwerchfell weitergeleitet werden. Um dies zu spüren, legen Sie sich auf den Rücken und stellen die Beine an. Legen Sie eine Hand locker in den Schritt und spüren Sie die Bewegung der Beckenbodenmuskulatur im Rhythmus Ihres Atems.
- **Übung 2:** Der Beckenboden bewegt sich mit Ihrem Atem. Legen Sie sich auf den Rücken eventuell mit einem Keilkissen und angestellten Beinen. Legen Sie eine Hand in den Schritt vor den Beckenboden und spüren Sie, wie sich der Beckenboden bei der Einatmung in Ihre Hand »hineinwölbt« und sich beim Ausatmen wieder hebt.

Möglichkeiten zum Erspüren des Beckenbodens

Die Wahrnehmung des Beckenbodens ist bei jeder Frau sehr unterschiedlich, mehr oder weniger genau oder intensiv. Oft haben innere und äußere Verletzungen dazu beigetragen, dass der Körper seine Empfindungsfähigkeit für diese Körperregion herabgesetzt hat. Viele unterschiedliche Ereignisse sind vorstellbar, die zu einer verminderten Wahrnehmung und Reizübertragung geführt haben. Dazu gehören körperlich oder seelisch verletzende Sexualpraktiken, Verletzungen im Genitalbereich, Dammrisse oder ein Dammschnitt bei der Geburt, verletzendes Verhalten oder Worte beim Nähen, Wundheilungsstörungen, Operationen im Unterleib, immer wiederkehrende Blasenentzündungen oder auch eine herabwürdigende Beurteilung der weiblichen Genitalien in der Erziehung von Mädchen und jungen Frauen, sowie die häufig anzutreffende Verachtung weiblicher Sexualität und ihrer Organe. Unser Körper speichert jede dieser Erfahrungen; ob Freude, Genuss, Verletzungen oder Schmerz.

Auch wenn dies auf einige Frauen zunächst vielleicht befremdend wirkt, kann das Berühren oder das Einführen von Hilfsmitteln das Erspüren des Beckenbodens enorm erleichtern. Muskeln, die berührt werden, lassen sich viel

Allgemeine Empfehlungen

- Beim Erspüren des Beckenbodens ist es wichtig, den Innendruck auf eben diese Muskeln zu vermindern. Eine Druckausübung vom Bauchinnenraum her vermindert das Empfindungsvermögen am Beckenboden.
- Im Stehen ist es wichtig, die Körperhaltung zu korrigieren, auf ein aufrechtes Becken und eine gestreckte Wirbelsäule zu achten.
- Im Liegen ist es wichtig, die geraden Bauchmuskeln zu entlasten; dies können wir Frauen erreichen, indem wir ein Keilkissen oder eine Knierolle verwenden.
- Im Sitzen sollten wir auf eine gerade Sitzfläche und eine aufrechte Haltung achten.
- Im Alltag sollten wir Frauen keine zu hohen Schuhabsätze tragen und die Absatzhöhen variieren, um im Lumbal- und Sakralbereich nicht zu verkrampfen.
- Da auf der Erde alles nach dem Prinzip der Schwerkraft funktioniert, ist es auch sinnvoll, auf ein angemessenes Körpergewicht zu achten. Aber bitte während der Stillzeit keine Diäten durchführen!!!
- Desweiteren sollten wir stets auf eine regelmäßige Verdauung achten und zur Toilette gehen ohne zu pressen.

leichter wahrnehmen und anspannen als Muskeln, die wir uns nur vorstellen sollen. Ein Gegendruck auf die Muskeln des Beckenbodens können wir mit der eigenen Hand ausüben oder beispielsweise auch sitzend auf einem Fahrradsattel. Spannt die Frau den Beckenboden an (um den Fahrradsattel herum oder um die eigene Hand herum), kann sie spüren, dass die Muskelspannung sowohl hebend als auch sammelnd wirkt. Dieser Effekt lässt sich auch auf dem Ballkissen oder auf einem Pezziball spüren.

Übungen für das Erspüren des Beckenbodens

- Um den eigenen eingeführten Finger herum anspannen. Dies geht im Stehen und in Rückenlage.
- Liebeskugeln im Liegen gegen den Zug von außen versuchen mit der Scheide festzuhalten.
- Das Erspüren des Beckenbodens im Reitersitz auf einer festen Kissenrolle.
- Das Erspüren des Beckenbodens sitzend auf einem Ballkissen oder Pezziball.
- Im Liegen mit angestellten Beinen unter der Verwendung eines Keilkissens, mit der Hand vor dem Beckenboden. **VARIANTE:** Mit an die Wand gestemmten Beinen.
- Im Stehen oder Gehen mit eingeführten Femkonen®.
- Beim Geschlechtsverkehr versuchen, das männliche Glied fest zu umschließen.

Von einer regelmäßigen Beckenbodenwahrnehmung durch eine Harnstrahlunterbrechung während der Miktion möchte ich unbedingt abraten. Dies führt nicht nur zu einem falschen Körpermuster für das Wasserlassen, sondern birgt auch die Gefahr der Restharnbildung.

Beckenbodenwahrnehmung mit dem eigenen Finger – Anleitungsbeispiel

- Lassen Sie Ihren Mittelfinger in die Scheide hinaufgleiten und tasten Sie die Wände, Länge und Geräumigkeit aus. Machen Sie sich ein Bild von Ihrer Scheide.
- Dann versuchen Sie, den Finger mit den Scheidenwänden zu umklammern. Sie können dabei feststellen, wie sich die Scheidenwände um den Finger herumlegen und bei einem funktionierenden Beckenboden einen Zug nach innen – oben spüren. Dies ist die so genannte »Schlingenwirkung« der Scheidenmuskulatur.
- Dieses Üben können Sie nun in Ihrem eigenen Atemrhythmus probieren: Einatmen in Ruhe, ausatmend anspannen. Zwei Atemzüge lang ausruhen und wenn Sie können, über mehrere Atemzüge die Spannung maximal halten, anschließend doppelt so lange ruhen.

Beckenbodenwahrnehmung mit Hilfsmitteln

Es gibt mittlerweile sehr viele mechanische und elektrostimulierende Hilfsmittel zur Unterstützung der Beckenbodenwahrnehmung. Ich möchte mich hier auf drei einfache Beispiele beschränken, die gut durchführbar und sehr effektiv sind und den betroffenen Frauen ihren Beckenboden sehr nahe bringen.

Üben mit den so genannten Lustkugeln
Legen Sie sich in Rückenlage mit angestellten Beinen. Führen Sie die Lustkugeln in Ihre Scheide ein. Einatmen in Ruhe, ausatmend den Beckenboden um die Kugeln herum anspannen. Versuchen Sie, die Kugeln mit der Scheidenmuskulatur festzuhalten. Gleichzeitig ziehen Sie, außen am Bändchen, als wollten Sie die Kugeln herausziehen.
Ich empfehle den Frauen, zweimal täglich fünf Minuten mit Pausen zwischen den Anspannungsphasen zu trainieren. Z.B. einatmen in Ruhe, ausatmend anspannen, zwei Atemzüge in Ruhe. Sie werden mit der Zeit feststellen, dass Sie immer kräftiger am Bändchen ziehen können, ohne die Kugeln zu verlieren.

Training mit Femcon®
Der Hersteller empfiehlt das Training zur Korrektur einer Harn- und Stuhlinkontinenz, nach Entbindung, zur Verhinderung der Senkung der Gebärmutter und anderer Beckenorgane sowie nach Operationen im kleinen Becken. Das Wirkprinzip verläuft entsprechend dem Biofeedback-Phänomen. Wird der Konus in die Scheide eingeführt, reagieren die Muskeln automatisch über eine nervale Reaktion, die verhindern möchte, dass der Konus wieder aus der Scheide herausgleitet.
Das Üben mit Femcon® geschieht im Stehen. Es geht darum, ein immer schwereres Gewicht in der Scheide festhalten zu können. Die Frau sollte versuchen, den eingeführten Konus im Stehen ohne Anstrengung über eine Minute halten zu können und ihn in Bewegung bis zu 15 Minuten festzuhalten.
Die Konen sind in fünf verschiedenen Gewichten erhältlich, so dass mit Gewichtssteigerungen gearbeitet werden kann. Ist der Beckenboden gut auftrainiert, soll die Frau das Gewicht erhöhen und mit eingeführtem Konus auch Husten, Niesen, Lachen und gymnastische Übungen durchführen können.

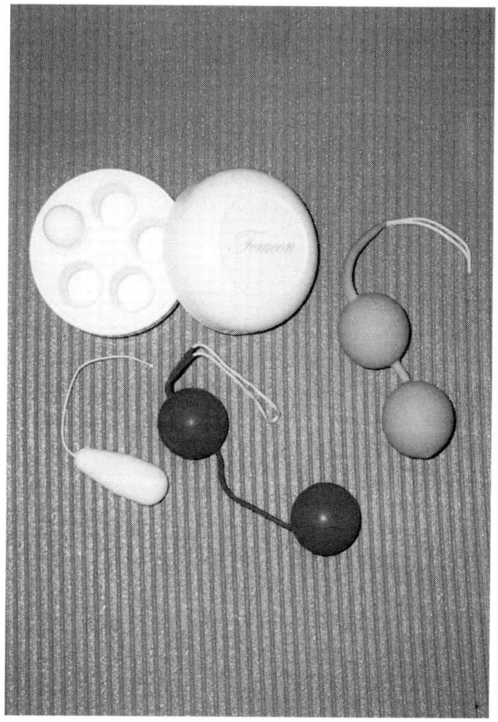

Vertrieb: Schmidt von Rohrscheidt,
83737 Irschenberg,
Telefon: 08062/25 52 oder 57 87,
Fax: 08062/49 89

Perineal Exerciser: Dieses einfache Gerät zur Messung der Stärke der Beckenbodenmuskulatur lässt sich auch gut als Traininghilfe verwenden. Es handelt sich um einen länglichen Gummiballon, mit einer festen inneren Stütze zum leichten Einführen in die Scheide. Er ist durch einen dünnen Schlauch mit einem Manometer verbunden. Durch das Zusammenkneifen der Beckenbodenmuskulatur erhöht sich der Druck auf den eingeführten Gummistab. Der Druck kann am Manometer »schwarz auf weiß« abgelesen werden. Durch tägliches Üben kann auch hier die Muskulatur enorm gestärkt werden, der Erfolg lässt sich sogar genau ablesen. Neue Geräte dieser Art arbeiten auch mit Elektrostimulation.

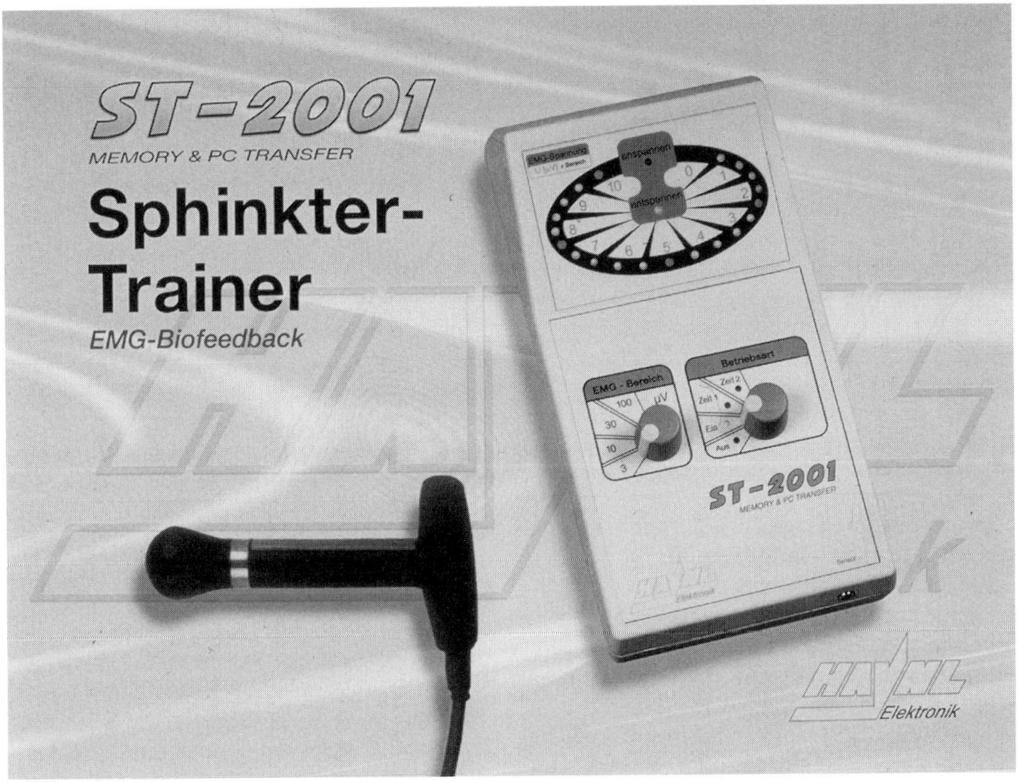

Diese drei beschriebenen Hilfsmittel müssen **nach jeder Benutzung gereinigt** werden. Zu bevorzugen sind hier einfach Wasser und Seife. Frauen, denen das nicht ausreichend erscheint, können die Reinigung auch mit einem milden Desinfektionsmittel, z.B. im Milton Bad vornehmen.

Bei vaginalen Infektionen, Ausfluss sowie während der Menstruation und während der Schwangerschaft sollte dieses Training unterbrochen werden.

Das Üben mit Hilfsmitteln in der Scheide hat den Vorteil, dass die Beckenbodenmuskulatur genau lokalisiert und von der Frau bewusster wahrgenommen werden kann, so dass auch ein Training ohne Hilfsmittel im Anschluss leichter durchführbar wird. Die Frau hat wieder guten Kontakt zu ihrem Beckenboden und verliert auch die Scheu, diesen Körperbereich liebevoll zu berühren und ihn aktiv einzusetzen.

Das Erforschen der Lustzonen im weiblichen Genitalbereich kann ebenfalls Teil der Beckenbodenwahrnehmung sein. Auch die Klitoris ist eingebettet in die Muskulatur des Beckenbodens und kann durch Muskelbewegung »angetickt« werden. Wenn man mit den Muskeln um Scheide und Harnröhre (M. bulbo spongiosus) herum »blinzelt«, so bewegt sich die Klitoris vor der Unterkante der Symphyse auf und ab. Man kann diese Bewegung lustvoll spüren oder auch mit den Fingern ertasten.

Übungen zur Wahrnehmung des Beckenbodens – Anleitungsbeispiel

»Das Becken austasten«

- Legen Sie beide Hände auf die seitlichen Beckenschaufeln und tasten Sie sich durch die Leisten vor bis zur Symphyse, befühlen Sie die Oberkante und die Unterkante der Sym-

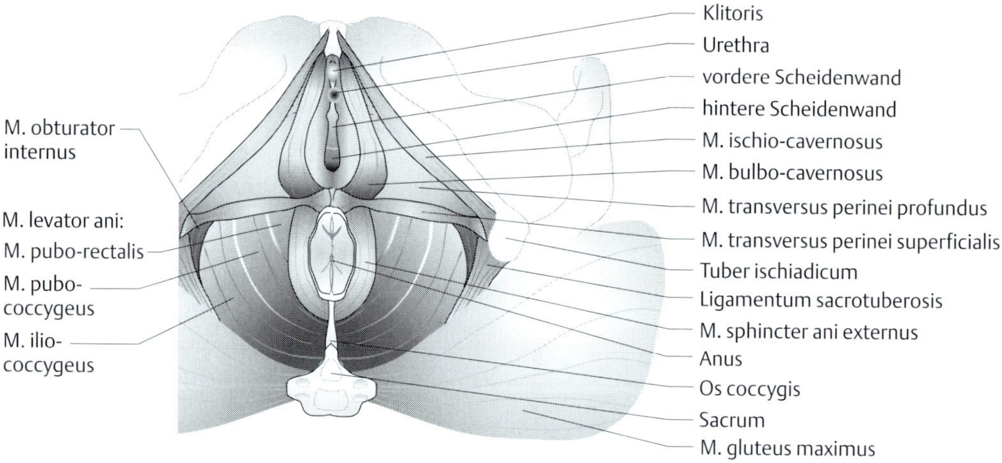

physe. Von hier gehen die beiden Schambeinäste zu den Sitzbeinstacheln, die Sie in Ihren Pobacken fühlen können. Zwischen den Sitzbeinhöckern befindet sich der M. transversus perinei profundus.

- Legen Sie nun einen Finger auf die Symphysenunterkante, mit der anderen Hand fühlen Sie über das Kreuzbein, welches sich in die hohle Hand schmiegt und ertasten mit dem Mittelfinger das Steißbein. Dieses ist ein kleiner, runder, empfindlicher Knochen, ganz am Ende der Wirbelsäule. Zwischen diesen beiden Strukturen befindet sich der M. bulbospongiosus, welcher sich in Form einer aufrechten 8 ausspannt. Die vordere Schleife legt sich um die Harnröhre und die Scheide, die hintere Schleife um den Anus herum.
- Darunter befindet sich der M. levator ani. Dieser spannt sich zwischen der Unterkante der Symphyse und einem Bändchen (Ligamentum anococcygeum) aus, welches zwischen dem Anus und dem Steißbein verläuft. Seitlich ist dieser Muskel an den inneren Beckenrändern befestigt. Die Form des Muskels entspricht von unten betrachtet einer Ellipse, die das so genannte Levatortor für einen ungehinderten Durchgang von Harnröhre, Scheide und Anus freilässt. Dieser Muskel ist der so genannte Afterheber, mit dem andere Säugetiere ihren Schwanz anheben können.

Beckenbodenwahrnehmung im Liegen:

Übung 1

Ausgangsposition im Liegen mit angestellten Beinen unter Verwendung eines Keilkissens. Einatmen in Ruhe, ausatmend die Beckenbodenmuskulatur anspannen und mit den Fingerspitzen vor der vorderen Symphysenkante spüren, wie der Beckenboden »zubeißt«.

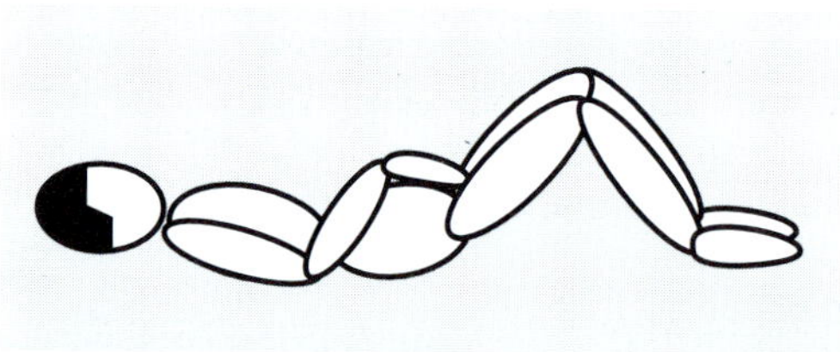

Übung 2

Ausgangsposition im Liegen mit angestellten Beinen unter Verwendung eines Keilkissens. Beide Hände liegen am Beckenboden, eine Hand liegt unter dem Kreuzbein, die andere Hand liegt auf dem Schambein, die Fingerspitzen treffen sich.

Einatmen und die Luft anhalten, jetzt senkt sich das Zwerchfell nach unten (Bauchpresse) und der Beckenboden gibt nach unten hin spürbar nach. Bei der nächsten Ausatmung versuchen Sie, das Zwerchfell mit Hilfe der Rippenmuskulatur anzuheben und den Beckenboden nach oben zu ziehen.

Beckenbodenwahrnehmungen im Stehen:

Ein entspanntes und eutonisches Stehen entlastet die Wirbelsäule und die Gelenke. Es ist nicht anstrengend für die Muskulatur und sieht gut aus.

- Die Füße sind hüftbreit angeordnet.
- Die Füße stehen flach auf dem Boden und das Körpergewicht ist gleichmäßig verteilt.
- Die Knie sind weich, d.h. ganz leicht gebeugt.
- Das Becken ist aufgerichtet, d.h. das Schambein ist leicht in Richtung Nabel gezogen.
- Die Schultern sind aufgerichtet; bei einer Tendenz zum Rundrücken sollen die Handinnenflächen nach vorne weisen.

Übung 1

Ausgangsposition im Stehen mit gekreuzten Füßen und aneinandergedrückten Knien:
Einatmen in Ruhe, ausatmend Knöchel und Knie schließen und den Beckenboden anspannen. Hierbei werden alle Muskeln, die die Körperöffnungen und den Harnleiter umgeben, angespannt (M. bulbospongiosus, M. transversus perinei profundus und superlicialis).

Übung 2

Ausgangsposition im Stehen, beide Beine stehen parallel nebeneinander, die Knie sind weich. Beide Hände bedecken den Beckenboden, die reche Hand drückt gegen das Schambein, die linke Hand drückt gegen das Kreuzbein, die Finger erreichen die Sitzbeinhöcker.
Einatmen in Ruhe, ausatmend die Beckenbodenmuskeln anspannen und spüren, wie die Hände sich näher kommen.

Beckenbodenwahrnehmungen im Vierfüßlerstand:

Übung 1

Ausgangsposition im Vierfüßlerstand, die Knie stehen hüftbreit auseinander, nicht ins Hohlkreuz fallen!
Einatmen in Ruhe, ausatmend die linke Hand und das rechte Knie gleichzeitig fest in die Unterlage drücken. Einatmen in Ruhe und Seitenwechsel. 2 Minuten.

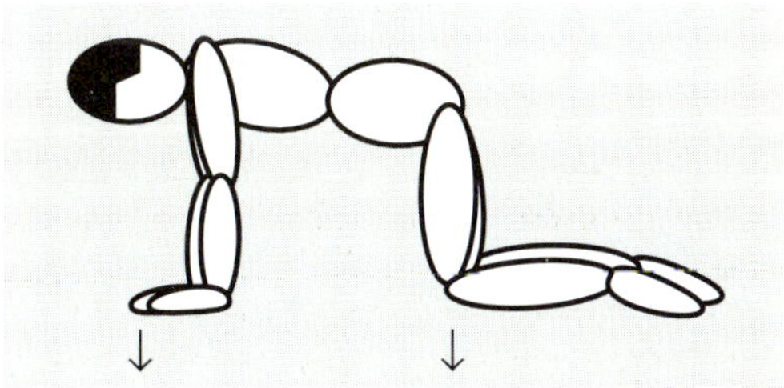

Beckenbodenschonendes Verhalten im Alltag

Ich habe schon in den vorangegangenen Kapiteln auf den Zusammenhang zwischen schwacher Bauchmuskulatur und Rückenschmerzen, sowie zwischen Beckenbodenschwäche und

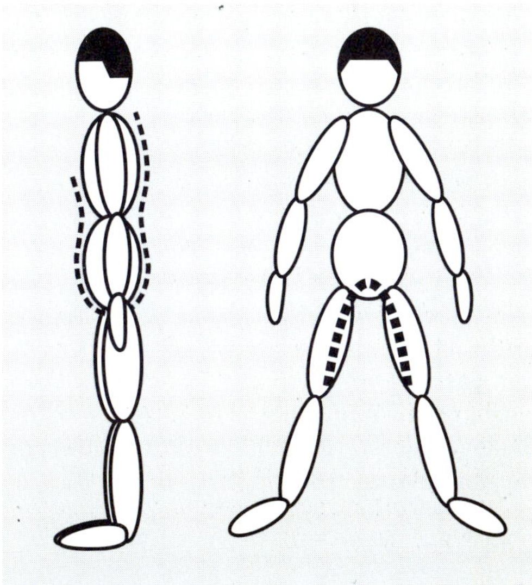

Kreuzbeinbeschwerden hingewiesen, ebenso auf die Spannungszusammenhänge zwischen den geraden Bauchmuskeln, dem Beckenboden, der wirbelsäulenstabilisierenden Rückenmuskulatur und den Adduktoren. Bildlich kann man sich diese Muskeln wie zwei U's vorstellen.
Eines dieser U's ist immer nur gerade so belastbar, wie sein schwächstes Glied. Wenn also nach einer Schwangerschaft und Geburt der Beckenboden nicht trägt, müssen wir die Bauch- und Rückenmuskulatur schonen, um die Beckenbodenmuskeln nicht zusätzlich zu belasten.

Aus diesem Grund gilt für die nachgeburtliche Gymnastik auch die **»goldene Regel«**, zuerst den Beckenboden zu stärken, dann die schrägen Bauchmuskeln und Rückenmuskeln, die Adduktoren und erst wenn der Beckenboden wieder trägt, die geraden Bauchmuskeln zu trainieren.

Im Alltag richtig bewegen

Sitzen, Stehen, Liegen, Bücken, Heben, Tragen und Halten sind für uns alltägliche Bewegungen, die uns ein Leben lang begleiten. Haltungsfehler, »falsche« Bewegungen, ungeeignete Sitzmöbel und eher muskel- und gelenkschädigende Sportarten können Rückenschmerzen verursachen.
Ein richtiges aufrechtes Stehen belastet die Wirbelsäule weniger als Sitzen. Bei einer gestreckten Haltung nimmt die Wirbelsäule ihre natürlichen Krümmungen (Kyphose und Lordose) ein und die Wirbelkörper, Bandscheiben und Wirbelgelenke werden gleichmäßig belastet.
Die meisten Menschen in den westlichen Ländern stehen mit einem eher runden Rücken, leicht nach vorn geneigtem Kopf und hängenden Schultern oder mit durchgedrückten Knien, Hohlkreuz und vorgestreckter Brust. Beide Varianten belasten die Wirbelsäule und die Rückenmuskulatur.

Richtig Stehen heißt, sich möglichst gerade zu halten, damit die Wirbelsäule ihre natürliche Form annehmen kann und das Körpergewicht auf das jeweils leicht nach vorn gestellte Standbein verlagert werden kann. Stehen beide Füße parallel, so sollte ein hüftbreiter Abstand zwischen ihnen liegen und die Knie dürfen nicht durchgedrückt werden.

Wenn eine Frau viel stehen muss, hilft ein **bewegtes Stehen**. Dies bedeutet, das Eigengewicht wechselweise auf verschiedene Fußregionen zu verlagern. Mal den Ballen mehr zu belasten, dann die Fußkanten oder die Fersen. Dazu können leichte mehr oder weniger auffällige Beckenbewegungen durchgeführt werden, die die Wirbelsäule entlasten. Hierbei festigt sich der Beckenboden »automatisch« und gibt dem Körper Halt. Bewegtes Stehen heißt auch die Haltung zu ändern. Standbein und Spielbein wechseln sich ab, mal steht die Frau in Schrittstellung, mal stehen ihre Beine parallel. Gut tut es auch, sich viel zu recken, zu dehnen und zu rekeln.
Rückengerechtes Arbeiten im Stehen, z.B. an der Wickelkommode, in der Küche oder beim Bügeln, kann man mit einer kleinen Fußbank erreichen. Ein erhöhtes Bein sorgt automatisch für einen gespannten Beckenboden und ein aufgerichtetes Becken. Andere stehende Tätigkeiten, z.B. Fegen, Staubsaugen, Waschen, Zähne putzen etc., sollten stets mit weichen Knien in Schrittstellung und mit einem geraden und gestreckten Oberkörper ausgeführt werden. Die Arbeitshöhe sollte so sein, dass sich die Frau nicht bücken muss. Bei einem tief angebrachten Waschbecken hilft es, sich mit den Hüften, beispielsweise beim Zähne putzen dagegen zu lehnen. Die Höhe einer Wickelkommode sollte in Höhe der Ellenbogen sein. Die Griffe von Besen, Harken, Staubsauger etc. sollten ebenfalls so lang sein, dass sich die Arbeitende nicht bücken muss.
Was viele von uns für ein **bequemes »Sitzen«** halten – zusammengesunken mit rundem Rücken, mit einer stark gebeugten Lenden- und Brustwirbelsäule, einem nach hinten gekippten Becken und überstrecktem Kopf – ist überaus belastend für die Wirbelsäulenbänder, die klei-

nen Wirbelgelenke und die Bandscheiben. Außerdem werden die Organe im Bauch- und Brustraum zusammengedrückt. Ein tiefes Ein- und Ausatmen ist in dieser Haltung nicht möglich. Der Blutkreislauf wird beeinträchtigt, die Einengung des Bauchraumes wirkt sich nachteilig auf die Verdauung aus und auf den geöffneten Beckenboden. Der weit nach vorn gestreckte Kopf wird nicht mehr von der Wirbelsäule gehalten, sondern muss durch die Nacken- und Schultermuskulatur gehalten werden, die sich dadurch verspannt. Die Überstreckung der Halswirbelsäule kann überdies Kopfschmerzen auslösen.

Richtig Sitzen heißt, den Oberkörper aufrichten, das Becken nach vorn aufrichten und beim Sitzen die Sitzbeinhöcker spüren. In dieser Entlastungshaltung ist die Wirbelsäule gestreckt, der Brustkorb aufrecht angehoben, die Rippen- und die Atemmuskulatur können sich frei bewegen. Der Beckenboden wird »automatisch« mit hochgezogen. Zum aufrechten Sitzen gehören für die notwendige Stabilität der Wirbelsäule leicht gespreizte und mit dem ganzen Fuß aufgestellte Beine.

Für ein **rückenschonendes Sitzen** ist außerdem eine gerade Sitzfläche hilfreich. Bei tiefen Sesseln, Sofas etc. kann man entweder ein Keilkissen verwenden oder eine Fußbank mit einem stützenden Kissen im Rücken, welches die Wirbelsäule von hinten stützt.

Beim **Stillen** und **Füttern** der Babys sollten die Mütter ebenfalls auf eine rückenschonende und bequeme Position achten. Besonders entspannend ist das **Stillen in Seitenlage** (s. S. 20). Beim Stillen oder Füttern im Sitzen ist es ganz wichtig, dass die Mutter sich anlehnen kann. Also sollte sie sich einen Stuhl oder Sessel mit bequemer Rückenlehne suchen. Eine kleine Fußbank unter dem Fuß bringt das Bein, auf dem das Baby liegt, in eine etwas höhere Position, also näher an den Busen. Dies kann aber auch mit einem Stillkissen erreicht werden.

Wichtig ist bei allen Stillpositionen, dass das Baby stets genau in Brusthöhe gelagert ist und nicht die Mutter mit der Brust zum Baby geht.

Wenn die Mutter die Flasche gibt, kann die Frau im Sitzen beide Füße auf eine Fußbank stellen und das Kind auf die schräg erhöhten Oberschenkel legen. Sie füttert ihr Baby dann vis-à-vis.

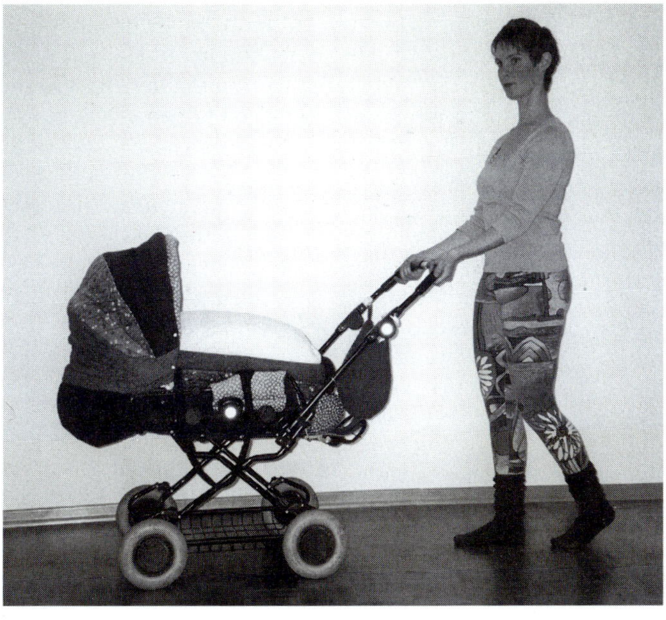

Beim Kinderwagenschieben gehen wir wesentlich aufgerichteter, wenn wir die Stange zum Schieben des Kinderwagens nicht von oben, sondern von unten ergreifen.

Richtiges Aufstehen und Hinsetzen

Zum richtigen Aufstehen soll die Wirbelsäule gerade gestreckt sein und der Oberkörper leicht nach vorn geneigt; die Beine befinden sich in Schrittstellung. Zum Hochkommen holt man entweder mit den Armen Schwung, stützt sich, wenn vorhanden, auf den Stuhllehnen ab oder sie verwendet die Knie als Stütze. Während der Aufstehbewegung soll die Wirbelsäule gestreckt und stabil bleiben. Wenn Sie zusätzlich den Beckenboden anspannen, spüren Sie, wie Ihr Beckenboden sich hebt.
Eine weitere Möglichkeit ist das **»Hochschrauben«**, d.h. Sie vollführen eine Drehbewegung in Schrittstellung, bei der Sie sich mit einer Hand auf der Sitzfläche abstützen können.
Ein weiteres Kraftreservoir ist der Atem. Das Aufstehen fällt uns viel leichter, wenn wir dabei ausatmen.
Beim **richtigen Hinsetzen** dürfen Sie sich nicht einfach fallen lassen, da diese heftigen Schläge im Lendenwirbelbereich zu Verschleißerscheinungen führen können. Statt dessen sollten Sie wieder auf eine gestreckte und stabile Wirbelsäule und einen angespannten Beckenboden achten.

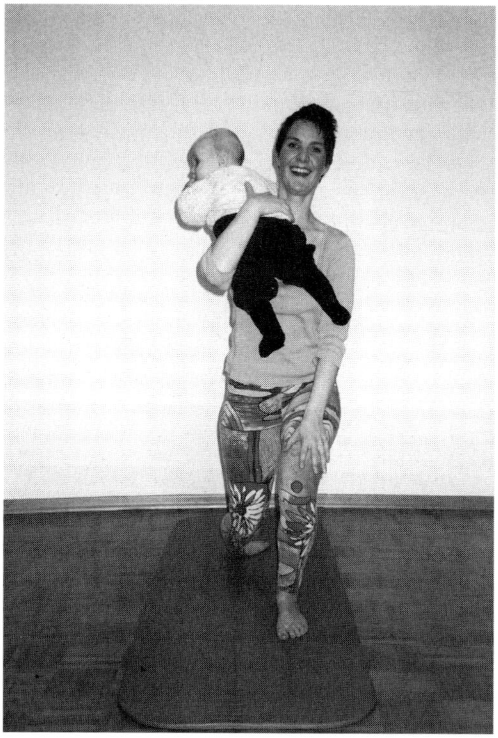

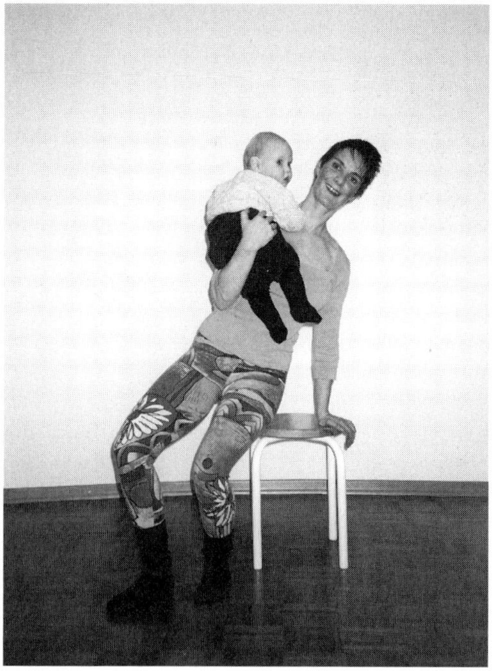

Richtiges Heben, Tragen und Bücken

Beim Heben von Lasten ist es wichtig, die Last möglichst nah an den Körper zu bringen. Stellen Sie sich stabil mit hüftbreiten Füßen hin und gehen Sie mit dem Körper so nah wie möglich an den »Gegenstand«, den Sie aufheben wollen. Heben Sie die Last aus den Knie- und Hüftgelenken, nicht aus dem »Kreuz« heraus und drücken Sie dabei die Knie leicht nach außen. Während des Hebens versuchen Sie, den Rücken zu strecken und die Bauch- und Beckenbodenmuskulatur anzuspannen.
Während des Bückens bitte niemals drehen, da Sie die Bandscheiben, die Bänder und die Wirbelgelenke ansonsten zu sehr belasten würden. Sehr rückenschonend ist auch das Bücken aus dem halben Kniestand, in dem Sie sich beim Aufrichten auf das aufgestellte Knie stützen können.
In der Rückenschule werden zwei »Bücktypen« unterschieden:

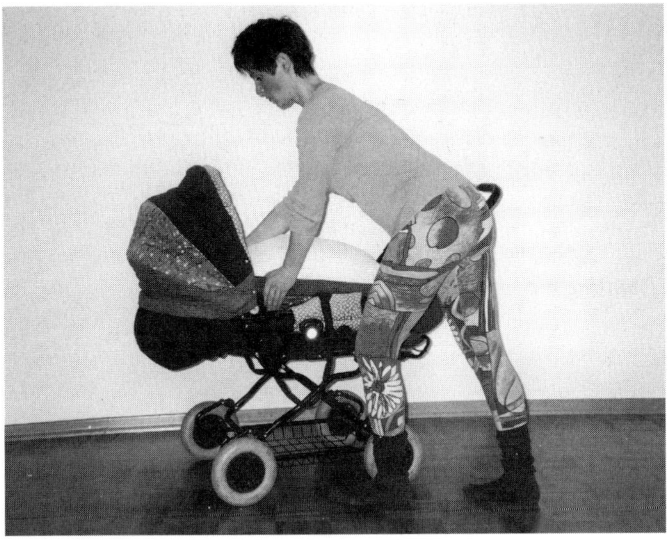

1. Vertikaler Bücktyp:
Bücken mit geradem Oberkörper

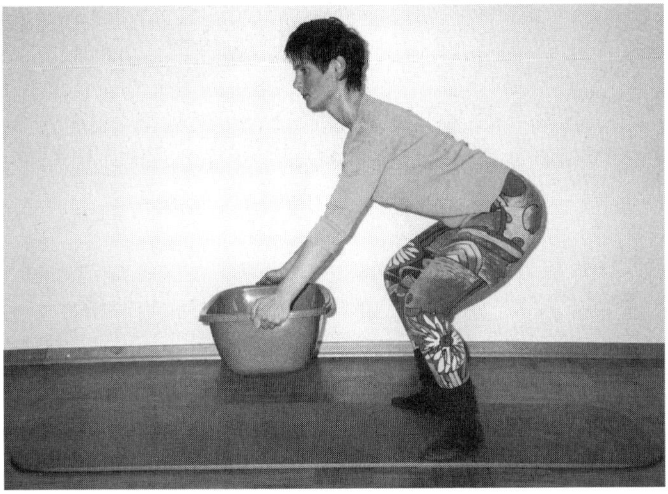

2. Horizontaler Bücktyp:
Bücken mit vorgeneigtem Oberkörper

Bei beiden Arten des Bückens ist es wichtig, dass die **Wirbelsäule stets gestreckt** bleibt.

Empfehlenswerte Sportarten

Die **empfehlenswertesten Sportarten** zur Gesunderhaltung des Rückens und der Beckenbodenmuskulatur sind nach wie vor:

- Walking,
- Schwimmen,
- Fahrrad fahren mit hohem breiten Lenker, so dass Sie mit gestreckter Wirbelsäule radeln können (z.B. Hollandrad),
- Skilanglauf,
- Standardtanz,
- Reiten ist nur dann empfehlenswert, wenn es gut angeleitet wird und die Muskelkraft ausreicht, um den Beckenboden anzuspannen und die Wirbelsäule aufzurichten.

Nicht empfehlenswerte Sportarten

- Squash, Tennis, Jogging, »Feld-, Wald- und Wiesenreiten«
- Übungen, die mit Hüpfen verbunden sind oder mit gegrätschten Beinen ausgeführt werden.

Neutrale Sportarten

- Schwimmen
- Fahrrad fahren

5. Wochenbettgymnastik

Stoffwechselgymnastik

Durch die Stoffwechselgymnastik wird die so genannte **»Venenpumpe«** aktiviert, was unter anderem auch zu einer besseren Durchblutung des Beckenbodens und der Unterleibsorgane führt. Durch eine Betätigung der Muskulatur der unteren Extremitäten (An- und Entspannen) wird das Blut in den Venen entgegen der Schwerkraft in Richtung Herz gepumpt. Die Venenklappen verhindern dabei, dass das Blut wieder zurückfließen kann.

Übung 1

Ausgangsstellung: Rückenlage, die Beine sind gestreckt, die Arme liegen neben dem Körper. Eventuell zur Hochlagerung des Beckens ein Keilkissen verwenden.

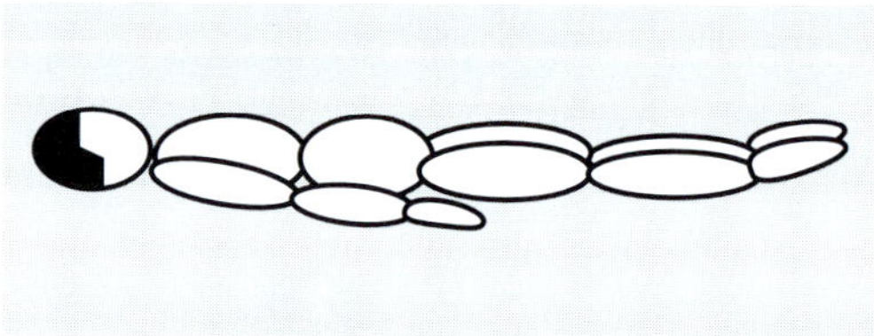

- Beide Füße im Sprunggelenk einatmend hochziehen und ausatmend runterdrücken. Gleichzeitig beide Hände im Handgelenk einatmend hochziehen und ausatmend runterdrücken. 10-mal.

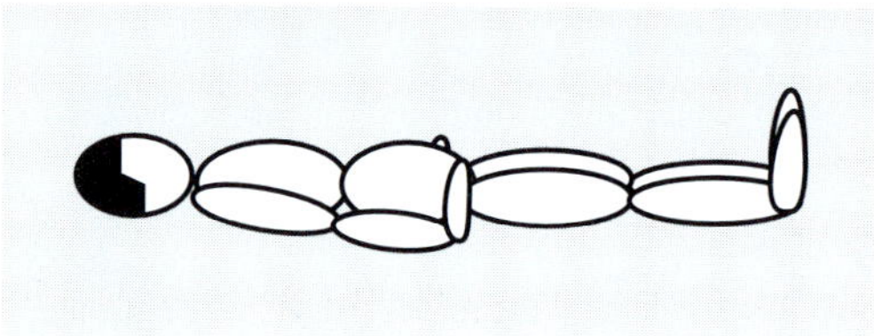

- Im Wechsel einen Fuß hochziehen, den anderen runterdrücken. 10-mal.

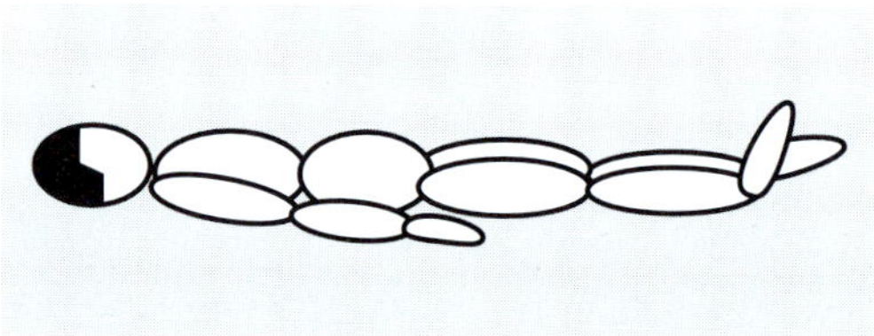

- Mit beiden Füßen nach rechts und links kreisen, die Hände ebenfalls kreisen lassen. 10-mal.

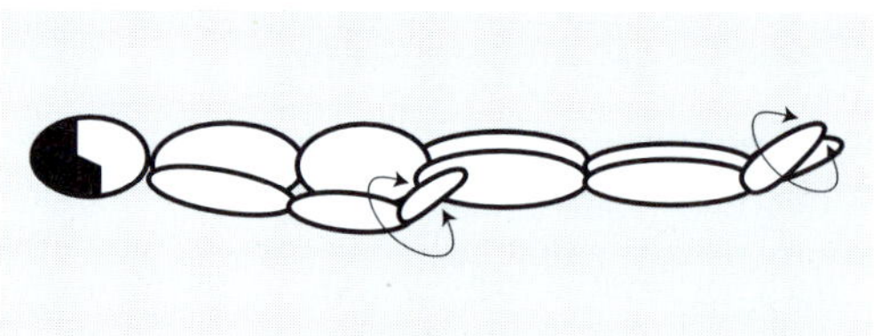

- Das Gesäß anspannen, in dieser Haltung die Zehen krallen und strecken; die Finger krallen und strecken. 10-mal.

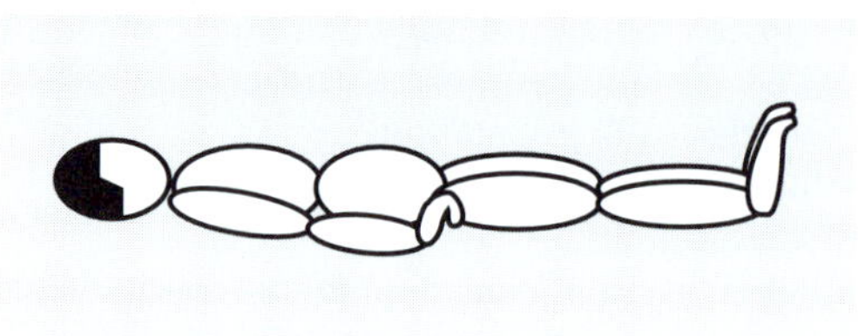

Übung 2

Ausgangsstellung: Rückenlage mit angestellten Beinen. Das übende Bein so strecken, dass beide Knie auf gleicher Höhe sind und aneinander gedrückt werden.

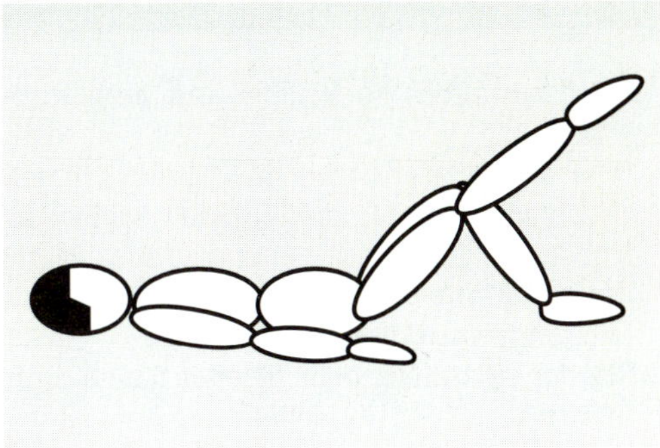

- 10-mal langsam und kräftig die Zehen einkrallen und strecken. Dann das Bein wechseln und von vorn beginnen.

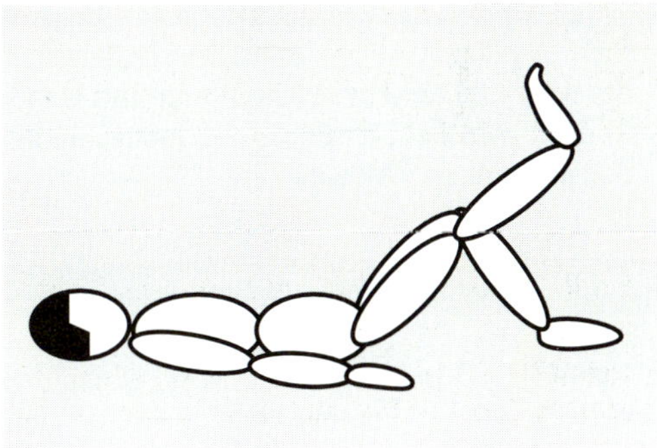

- 10-mal langsam und kräftig den Fuß im Fußgelenk auf- und abbewegen. Dann das Bein wechseln.

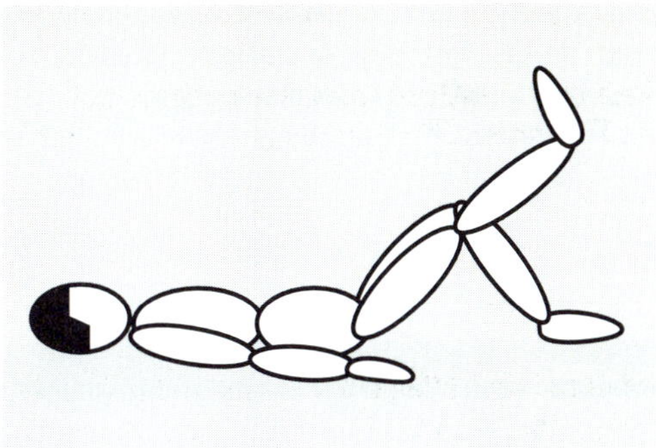

- Mit der Fußspitze aus dem Fußgelenk heraus große Kreise »malen«, fünfmal links herum und fünfmal rechts herum. Anschließend wieder das Bein wechseln.

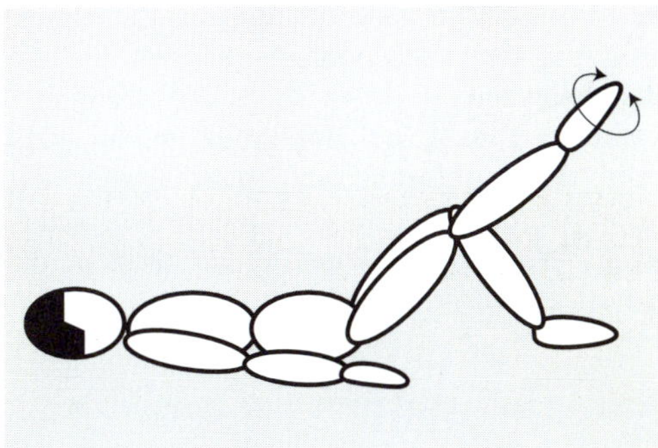

Aktivierung des Unterbauches

Übung 1

Ausgangsposition: Rückenlage mit aufgestellten Beinen.

- Beide Hände großflächig ohne Druck auf den Unterbauch legen. Einatmend leicht ins Hohlkreuz gehen, während der Ausatmung die Luft stimmlos auf »haa« durch den Mund langsam ausströmen lassen.
  Mit der Einatmung hebt sich der Bauch sanft in Richtung Ihrer Hände, mit der Ausatmung senkt er sich wieder.
- Während der Ausatmung das Schambein in Richtung Nabel ziehen, dabei verkleinert sich der Abstand zwischen Schambein und Nabel und die Muskeln Ihres Unterbauches spannen sich an. 2 – 3 Minuten.

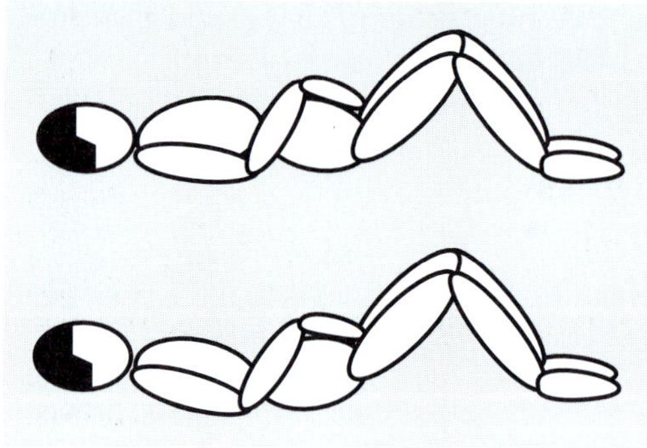

Übung 2

Ausgangsposition: Seitenlage, Kopf, Brustkorb und Becken liegen in einer Linie, die Beine sind gebeugt.
Einatmend leicht ins Hohlkreuz gehen, während der Ausatmung auf »haa« wieder das Schambein in Richtung Nabel ziehen.
2 – 3 Minuten.

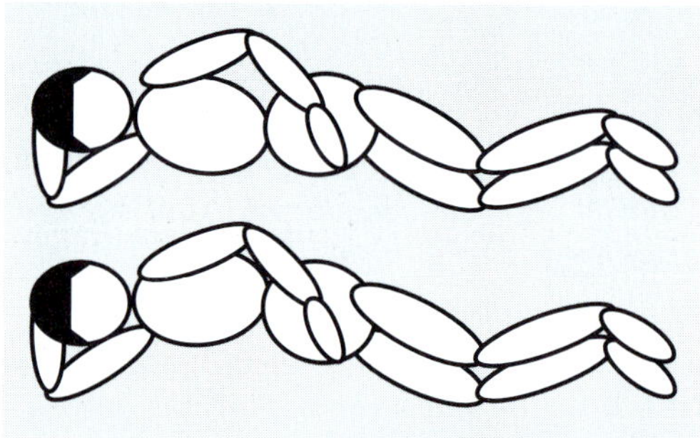

Übung 3

Ausgangsposition: Bauchlage, eventuell mit einem Kissen unterhalb des Busens. Zur Unterstützung des Beckenbodens können Sie die Beine kreuzen.
Einatmend leicht ins Hohlkreuz gehen, während der Ausatmung auf »haa« wieder das Schambein in Richtung Nabel ziehen. Dabei wird der Schambeinknochen verstärkt in die Unterlage gedrückt. 2 – 3 Minuten.

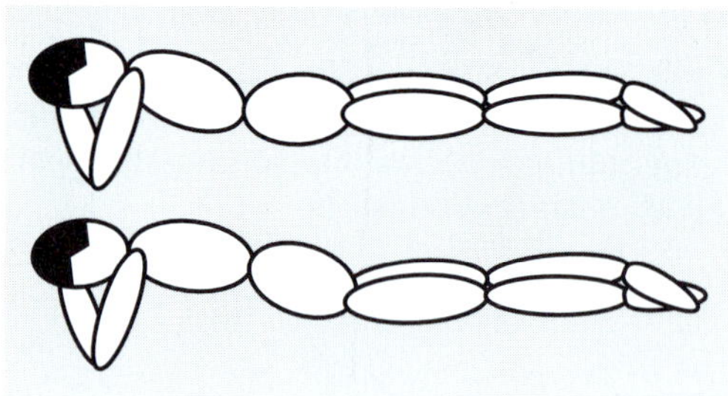

Beckenbodenwahrnehmung und Aktivierung

Beim Training des Beckenbodens kann damit begonnen werden, die Gesäßmuskeln und die Adduktoren als Hilfsmuskeln zu verwenden – auf diese Weise kann jede Übende für sich selbst die Wirkung erfahren.

Übung 1

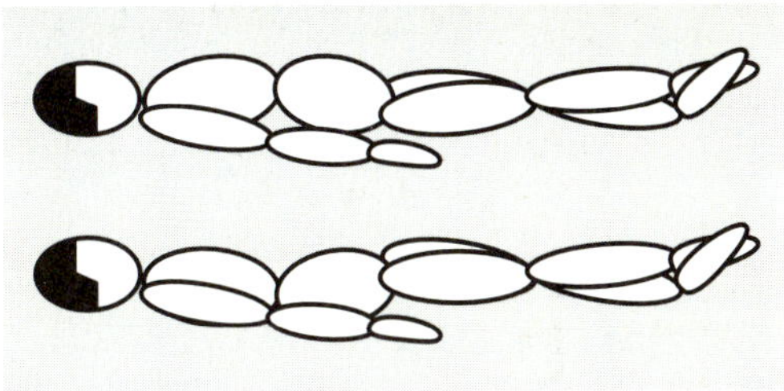

Ausgangsstellung im Liegen mit gekreuzten Beinen, eventuell mit einem Keilkissen unter dem Gesäß.
Einatmend leicht ins Hohlkreuz gehen, während der Ausatmung die Wirbelsäule auf den Boden rollen, das Becken aufrichten, die Außenkanten der Füße aneinander drücken und den Beckenboden anspannen.
Bei dieser Übung wird eine Spannung im Gesäßmuskel erzielt, die helfen kann, den hinteren Teil des Beckenbodens und den Ringmuskel des Afters anzuspannen. (M. bulbospongiosus und M. sphincter ani externus) 2–3 Minuten.

Übung 2

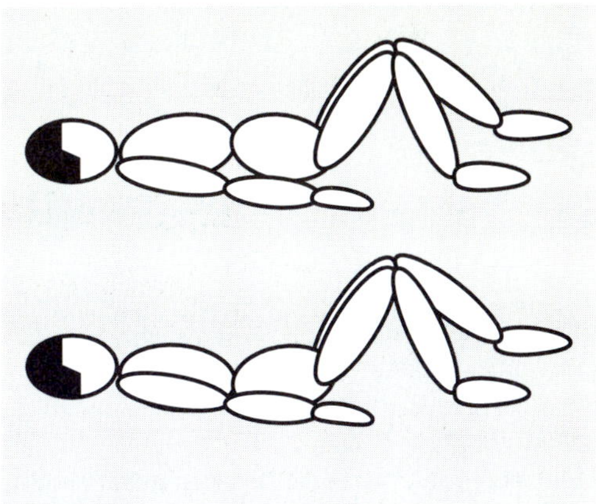

Ausgangsstellung im Liegen mit angestellten Beinen, eventuell mit einem Keilkissen unter dem Gesäß.
Einatmend leicht ins Hohlkreuz gehen, während der Ausatmung die Wirbelsäule auf den Boden rollen, die Füße fest in die Unterlage drücken, das Becken aufrichten, die Knie zusammendrücken und den Beckenboden anspannen.
In dieser Stellung können Sie mit Hilfe der Adduktoren die Muskeln um Harnröhre und Scheide besser zusammenziehen. (M. bulbospongiosus) 2–3 Minuten.

Übung 3

Ausgangsposition in Rückenlage mit angestellten Beinen, eine Hand bedeckt leicht den Beckenboden (Muskeln, die berührt werden, können leichter angespannt werden).
Einatmend leicht ins Hohlkreuz gehen, während der Ausatmung das Steißbein in Richtung Schambein ziehen. (M. levator ani)
2 – 3 Minuten.

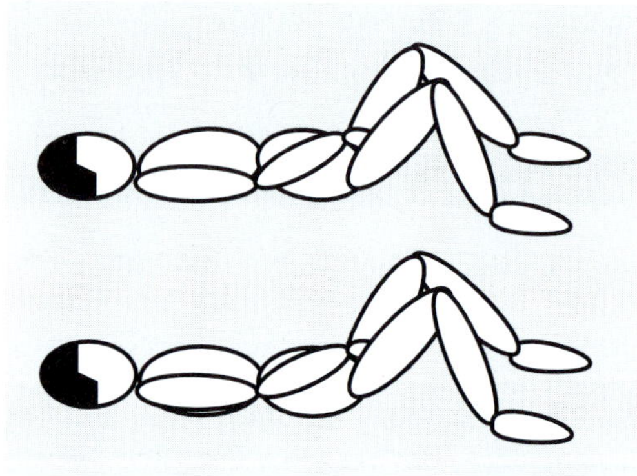

Übung 4

Ausgangsposition: Langsitz.
Einatmen in Ruhe, während der Ausatmung die Sitzbeinhöcker zusammenziehen, d. h. den Abstand zwischen diesen Knochen verringern. (M. transversus perinei profundus und M. transversus perinei superficalis)
1 – 2 Minuten.

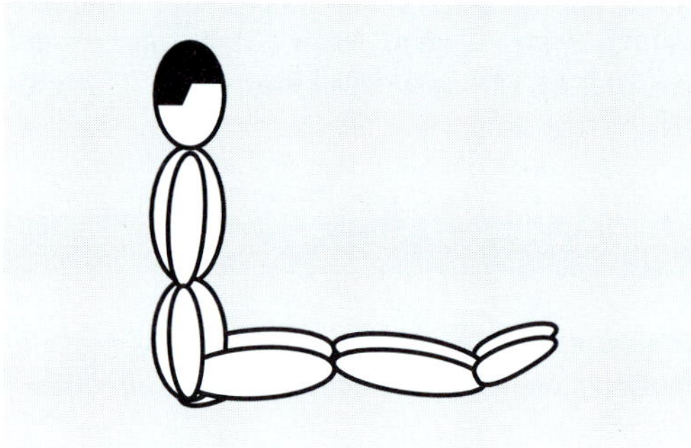

Übung 5

Ausgangsposition in Rückenlage mit aneinander gelegten Fußsohlen und gebeugten, gegrätschten Knien (in dieser Stellung können die Gesäßmuskeln nur sehr schwer mit angespannt werden).
Einatmend leicht ins Hohlkreuz gehen, während der Ausatmung die Wirbelsäule auf den Boden rollen, das Becken aufrichten, den Beckenboden anspannen und die Körperöffnungen fest verschließen. 1 – 2 Minuten.

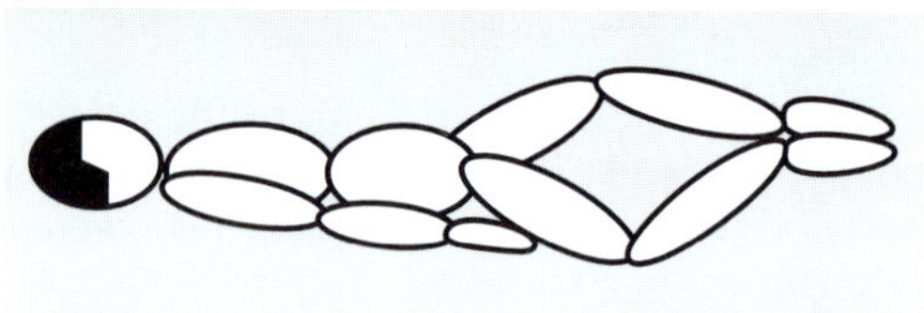

Übung 6

Ausgangsstellung Bauchlage, das Becken mit einem Kissen hochlagern, die Fäuste unter die Stirn legen, die Beine kreuzen.
Einatmend leicht ins Hohlkreuz gehen, während der Ausatmung die Füße, Waden und Oberschenkel zusammenpressen, den Beckenboden anspannen, die Körperöffnungen verschließen. 2 – 3 Minuten.

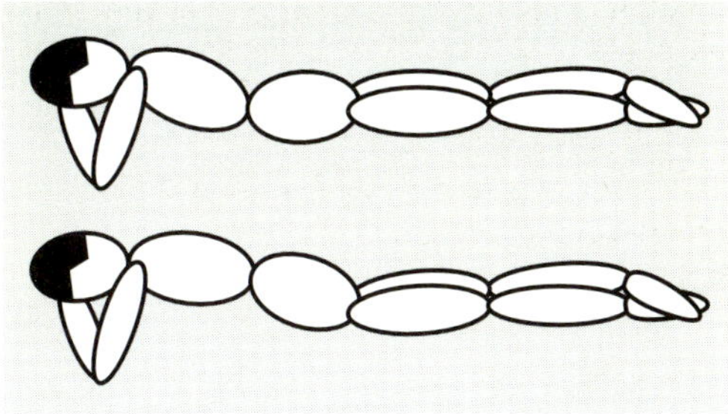

Übung 7

Ausgangsstellung Rückenlage, eventuell mit einem Keilkissen unter dem Gesäß. Die Füße sind an eine Wand gestellt, dabei stehen die Füße hüftbreit auseinander, die Ober- und Unterschenkel sind im rechten Winkel.
Einatmen in Ruhe, während der Ausatmung beide Füße gegen die Wand stemmen, die Waden-, die Oberschenkel- und die Beckenbodenmuskulatur anspannen, die Körperöffnungen verschließen. 2 – 3 Minuten.

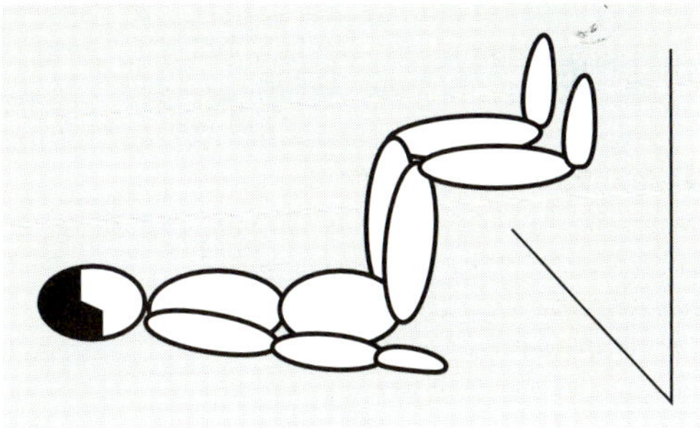

Abwandlungen dieser Grundübungen:

1. Die Anspannung über mehrere Atemzüge hinweg halten.
2. Das Becken während der Anspannung vom Boden abheben und mit angespanntem Beckenboden in Zeitlupentempo wieder ablegen. Während der Übung gleichmäßig weiteratmen!

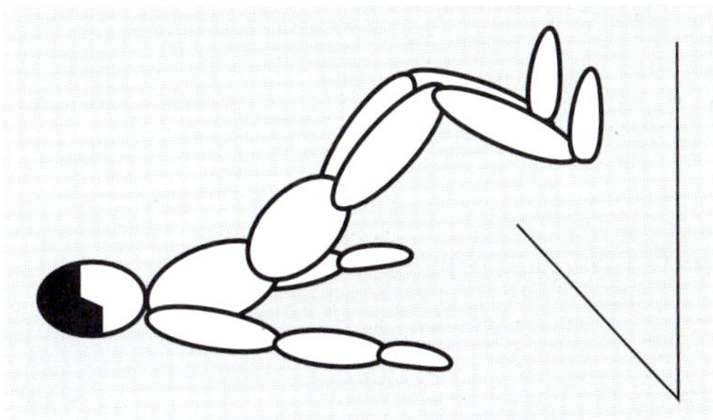

3. Das Becken während der Anspannung vom Boden abheben, das Becken nach rechts rausschieben, die Beckenbodenmuskulatur nachspannen, dann das Becken nach links rausschieben, die Beckenbodenmuskulatur nachspannen, das Becken mit angespanntem Beckenboden in Zeitlupentempo ablegen. Während der Übung gleichmäßig weiteratmen!

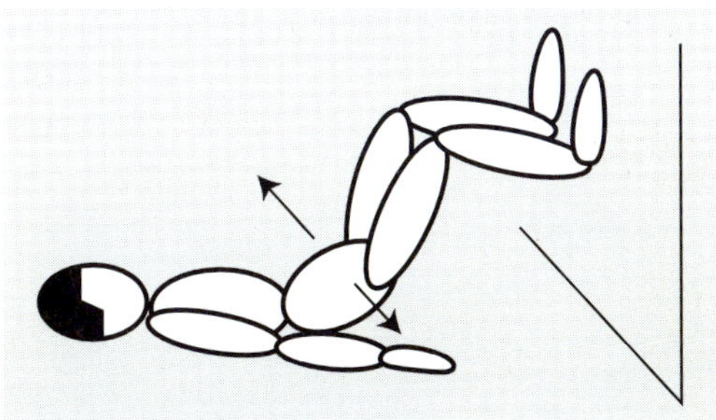

4. Das Becken während der Anspannung vom Boden abheben, das Becken nach rechts kreisen lassen, das Becken nach links kreisen lassen, das Becken mit angespanntem Beckenboden in Zeitlupentempo ablegen. Während der Übung gleichmäßig weiteratmen!

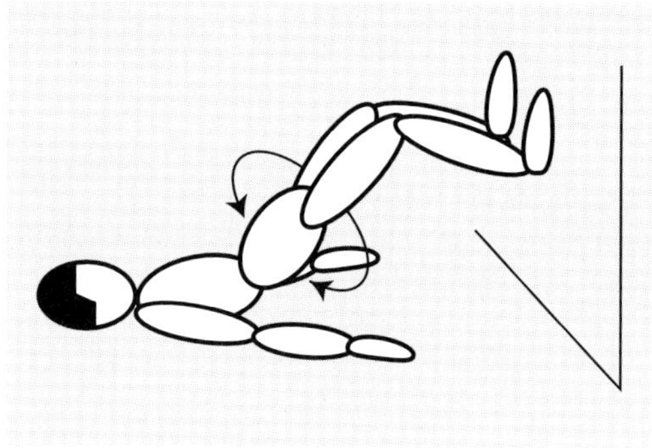

5. Das Becken während der Anspannung vom Boden abheben, dann den linken Fuß von der Wand lösen, dabei versuchen, die Beckenbodenspannung zu halten. Das Becken mit angespanntem Beckenboden in Zeitlupentempo ablegen. Während der Übung gleichmäßig weiteratmen! Wiederholung mit dem rechten Fuß.

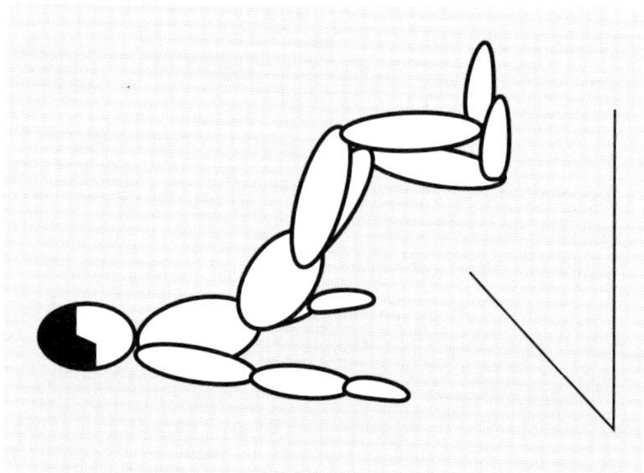

6. Ausgangsposition Seitenlage, Kopf, Brustkorb und Becken liegen in einer Linie, die Knie sind leicht gebeugt, der angewinkelte untere Arm steht senkrecht unter der Schulter.

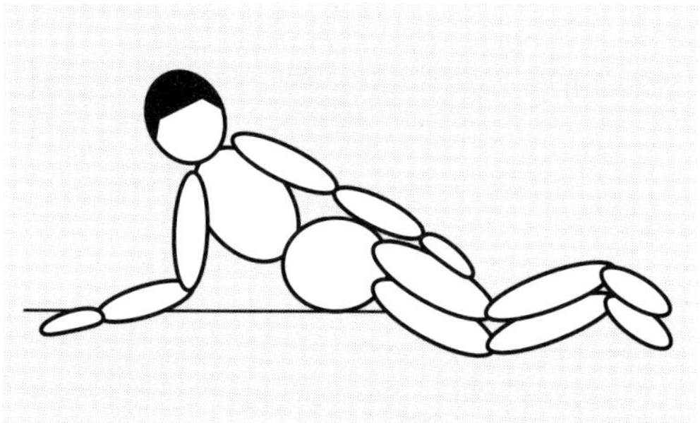

Einatmen in der Ausgangsposition, ausatmend das Schambein in Richtung Bauchnabel ziehen, den Beckenboden anspannen und das Becken von der Unterlage abheben. 1 – 2 Minuten.

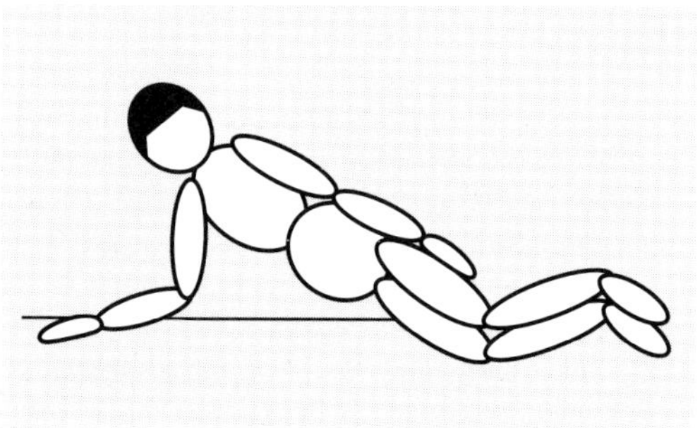

7. Ausgangsposition Bauchlage, eventuell mit einem Kissen unter dem Fundus, die Fäuste liegen unter der Stirn.

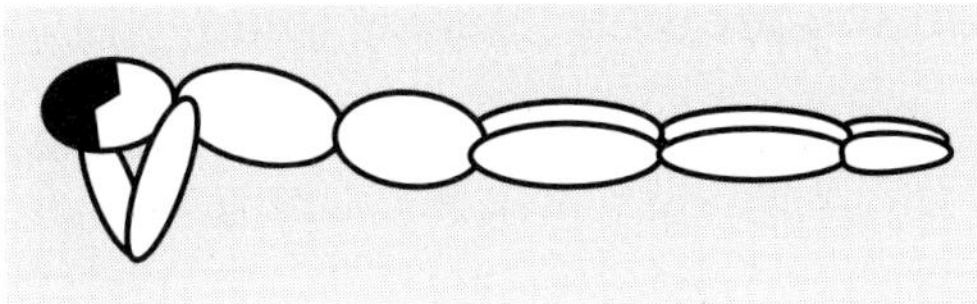

Das rechte Bein anheben, angehoben anwinkeln, das Bein nun so weit anheben wie möglich, ohne in ein Hohlkreuz zu fallen und gleichzeitig den Beckenboden anspannen. Die Spannung über 2–3 Atemzüge aufrechterhalten.

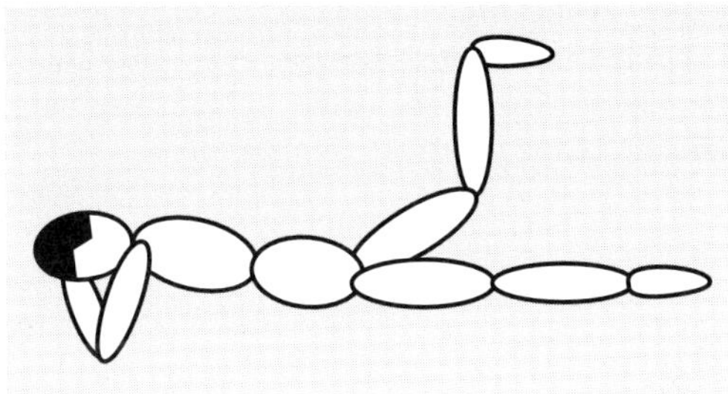

Übung zur Stabilisierung der Symphyse

Ausgangsposition im Stehen, die Füße stehen hüftbreit nebeneinander:
In kleinen Schritten bewegen sich die Zehenspitzen aufeinander zu und zurück in die Ausgangsposition.
Diese Übung ist am schönsten bei flotter Musik!

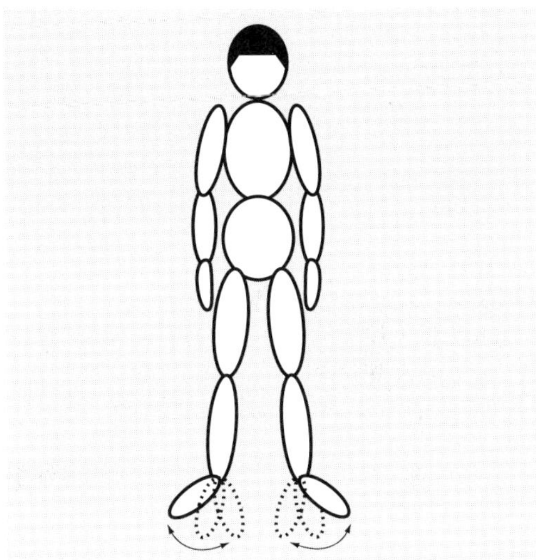

Übung für die vordere Scheidenwand

Ausgangsposition Rückenlage, eventuell mit einem Keilkissen unter dem Gesäß, mit eng an den Po angestellten Füßen. Ergreifen Sie mit beiden Händen Ihre Fußgelenke:

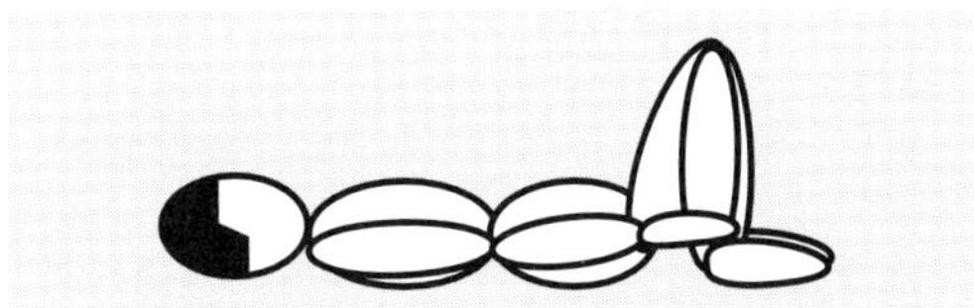

Einatmend leicht ins Hohlkreuz gehen, während der Ausatmung heben Sie Ihr Becken so hoch wie Sie können. 2 Minuten.

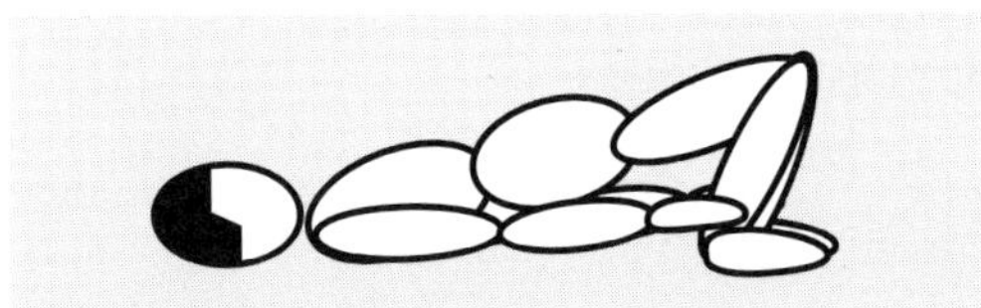

Übung für die schlanke Taille

Ausgangsposition Kniestand, die Arme sind nach oben ausgestreckt, die Außenkanten der Hände werden fest zusammengedrückt. (Diese Handhaltung trainiert außerdem die brusttragende Muskulatur).
Einatmen in der Ausgangsposition, ausatmend das Gesäß links neben den Beinen absetzen, Wiederholung rechts. 1 – 2 Minuten.

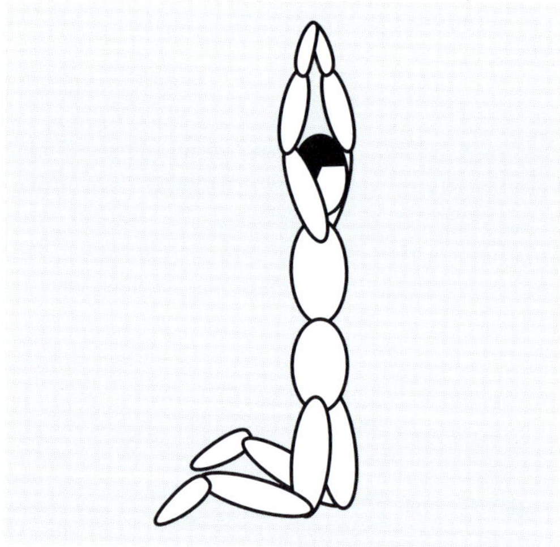

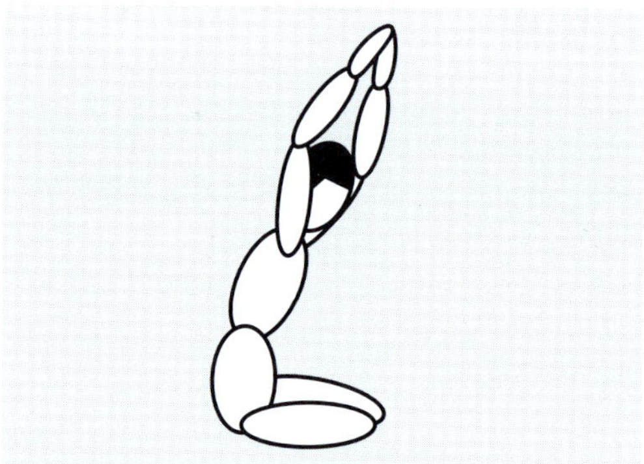

Übungen im Vierfüßlerstand

Übung 1

Ausgangsposition Vierfüßlerstand, die Knie stehen hüftbreit auseinander, nicht ins Hohlkreuz fallen!

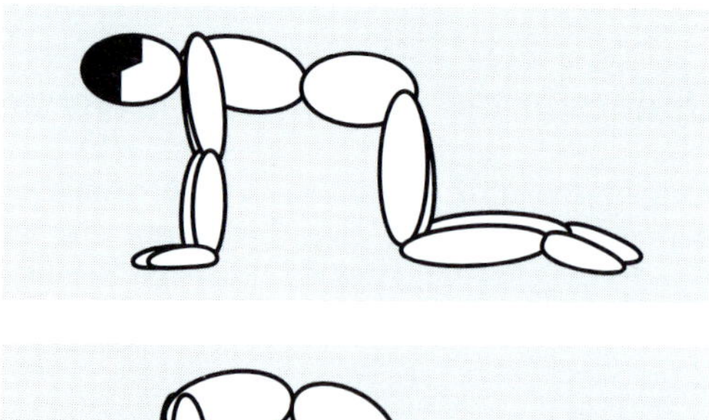

Einatmen in der Ausgangsposition, ausatmend den Kopf auf die Brust nehmen, das Becken in Richtung Nase ziehen, den Beckenboden anspannen. 2 Minuten.

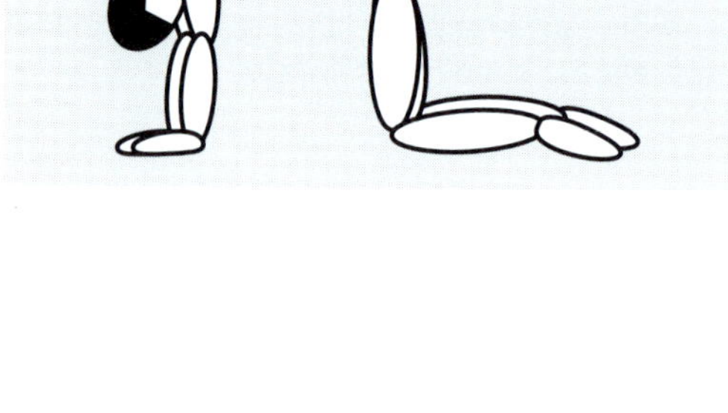

Übung 2

Ausgangsposition Vierfüßlerstand.
Einatmend das linke Bein nach hinten wegstrecken, ausatmend den Kopf auf die Brust nehmen und das linke Knie zur Nase ziehen, den Beckenboden anspannen. 2 Minuten.

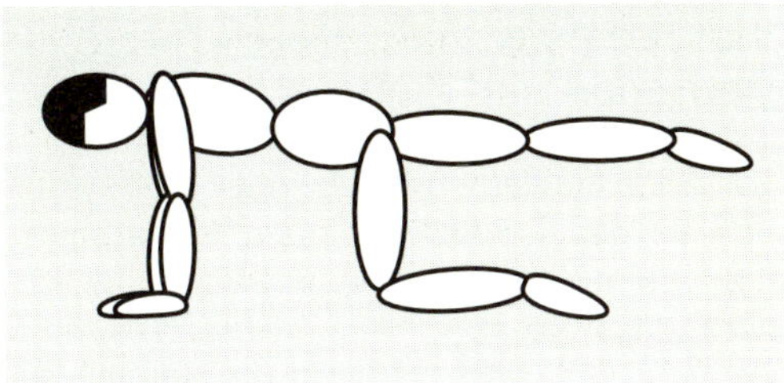

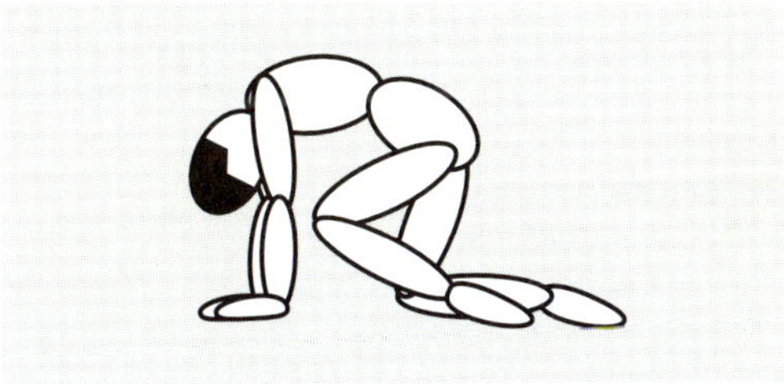

Übung 3

Ausgangsposition Vierfüßlerstand, die Knie stehen hüftbreit auseinander, nicht ins Hohlkreuz fallen!

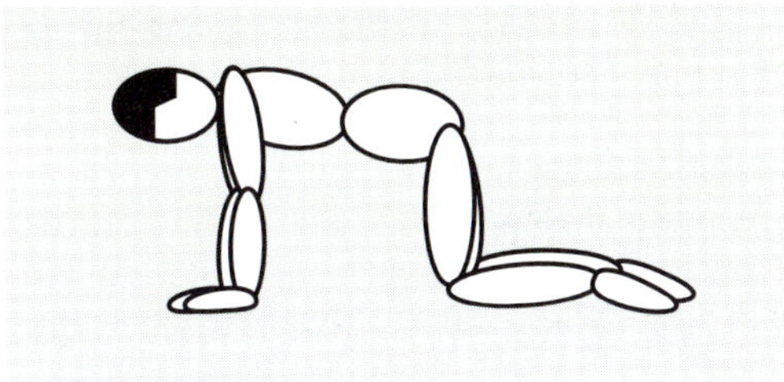

Einatmen in Ruhe, ausatmend abwechselnd das linke bzw. das rechte Knie in die Unterlage drücken. 1 – 2 Minuten.

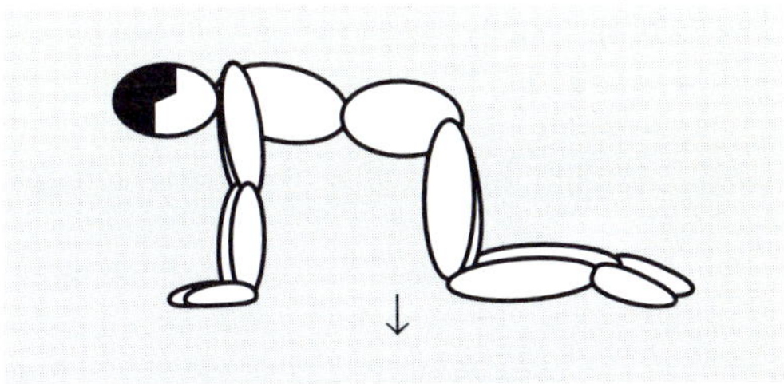

6. Die Rückbildungsgymnastik

Methoden und Ziele

Die Beckenbodenschwäche oder -belastung und die damit einhergehenden Inkontinenzprobleme nach der Geburt werden leider immer noch häufig als »normal«, bzw. als »weibliches Schicksal« oder »nicht zu ändern« angesehen. So ist es weiterhin möglich, dass Beckenboden, Blase und Genitale in unserer Gesellschaft Tabuzonen bleiben und sowohl für junge Mütter als auch für Betreuende ein gutes Beckenbodenbewusstsein immer noch keine Selbstverständlichkeit ist.
Für die »Arbeit am Beckenboden« sind folgende Aspekte besonders wichtig:

- Aufklärung
- Konditionierung
- Interdisziplinäre Verständigung
- Motivation und Anleitung

Es geht in unseren Kursen also nicht nur um ein reines Muskeltraining, sondern auch um psychologische, pädagogische und psychosomatische Aspekte.
Die **Aufklärungsarbeit** sollte schon in der Schwangerschaft beginnen. Schwangere können und sollten in der Geburtsvorbereitung unbedingt für ihren Beckenboden sensibilisiert werden, damit ihnen bewusst wird, dass sie und wie sie diesen willkürlich an- und entspannen können. Vor allem die Entspannung des Beckenbodens und das Sich-Öffnen in unterschiedlichen Gebärhaltungen halte ich für wichtig.
Unter Idealbedingungen sollte ein Beckenbodenbewusstsein bereits in der Schule im Rahmen der allgemeinen Gesundheits- und Sexualerziehung vermittelt werden sowie bei der Anleitung zum Sport.
Die **Konditionierung des Beckenbodens** sollte aufgrund der multifaktoriellen Ätiologie der Beckenbodenschwäche möglichst komplex, vielfältig und phantasievoll gestaltet werden. Wenn wir Frauen für ihren Beckenboden sensibilisieren wollen, geht es nicht nur um ein gezieltes Training für diese Muskulatur, sondern zunächst um das Erlangen eines besseren kinästhetischen Empfindens für die Beckenbodenregion. Es soll für die Frauen möglich werden, über die Beckenbodenmuskulatur bewusst zu verfügen, d.h. sie brauchen die nötige Kraft, um den Beckenboden anspannen und schließen zu können und die Möglichkeit ihn auch völlig zu entspannen. So gehört zur Sensibilisierung der Frauen für ihren Beckenboden auch ein **Vermeiden von Überlastungen im Alltag**. Angefangen mit einer korrekten aufrechten Haltung, richtigem Heben und Tragen bis hin zur ausreichenden Bewegung und Entspannung sowie einem gesunden Ausscheidungsverhalten, d.h. Entspannung der Muskulatur bei der Miktion und Defäkation statt Pressen.
Auch die **Psyche** ist einzubeziehen, da bei ca. einem Drittel der beckenbodengeschädigten Frauen psychische Faktoren eine Rolle spielen. Außerdem müssen die individuelle Persönlichkeit sowie die besonderen Interessen und Gewohnheiten der Frauen berücksichtigt werden.
Bei der **interdisziplinären Verständigung** und der kontinuierlichen Betreuung der Schwangeren und der jungen Mütter gibt es sehr viele Defizite zu beklagen. Das Bewusstsein und die Verfügbarkeit über den Beckenboden hängt stark davon ab, wo eine Frau in der Schwangerschaft betreut wurde. Ob sie einen Geburtsvorbereitungskurs besucht hat oder nicht, und wenn ja, bei wem, unter welchen Bedingungen sie entbunden hat, d.h. in welcher Position, mit welcher Presstechnik, womöglich mit Kristellern, mit Dammschnitt- oder -riss etc, wie und von wem sie im Wochenbett betreut wurde.
Nicht selten müssen wir Hebammen bei der Wochenbettbetreuung sowie im Rückbildungskurs immer wieder »ganz von vorn anfangen«. »Was ist der Beckenboden?« mit Fragen wie: Wo liegt er?, Wofür ist er da?
Erfolgsentscheidend für die Beschäftigung mit dem eigenen Beckenboden, die Konditionierung des Beckenbodens und die Behandlung von möglichen Beckenbodenproblemen ist letztendlich die **Motivation und Anleitung** der

Der Rückbildungsgymnastikkurs hat somit zwei Ziele:

- **Prophylaxe für junge Mütter ohne besondere Beckenbodenproblematik**. Hier kann die Beschäftigung mit dem eigenen Beckenboden eher körper- und sexualitätsbezogen sein.
- **Behandlung entbindungs- und anlagebedingter Beckenbodenschwächen** durch spezielle Übungen und Haltungsänderungen. Diese sollten in den Alltag integrierbar sein und nicht ausschließlich aus Übungsabläufen bestehen, sondern auch ein gesundheitsbewusstes Verhalten fördern.

Frau. Leider zeigt sich auch hier, dass erst Beschwerden und/oder Leidensdruck die Frauen zu ihrem Beckenboden führen.
Der eigene Körper und das eigene Wohlbefinden sind für uns Frauen das wichtigste Kriterium für die Durchführung der nachgeburtlichen Gymnastik und nicht die uns vorgegaukelten Figur- und Fitness-Ideale.
Die Schwangerschaft, Geburt und Stillzeit sind Erfahrungen, die uns körperlich, geistig und emotional verändert haben. In diesen Lebensphasen hat sich jede Frau weiterentwickelt und ihr Leben hat sich gewandelt. Dafür sollten wir Frauen uns anerkennen und würdigen, statt alles daran zu setzen, dass das Leben und der eigene Körper wieder so werden sollen wie vor der Geburt. Unser Körper hat Entwicklungen und Erfahrungen gemacht, die ihn innerlich und äußerlich verändert haben!

Gesprächsthemen in den Kursen

Ein Gesprächsteil sollte von vorn herein in den Kursablauf mit eingeplant werden. Dies hat den Vorteil, dass die Teilnehmerinnen sich während der Übungszeit auf das Spüren des eigenen Körpers konzentrieren und die Übungen in Ruhe ausführen können. Es sollte also nicht nebenbei geredet werden. Dieses Nebenbei hätte zur Folge, dass wirklich wichtige Themen ohne »Tiefgang« behandelt werden und die Übungen nicht mit gebührender Konzentration und Aufmerksamkeit gemacht werden.

Mögliche Gesprächsthemen sind:
- Erklärung des Beckenbodens
- Lage und Sitz der inneren Organe
- Heilungsvorgänge nach der Geburt
- Erklärung der Zusammenhänge zwischen Beckenboden, Senkung, Harninkontinenz, Sexualität
- Mütterbedürfnisse – Frauenbedürfnisse
- Wie fühlst du dich in deinem Körper? Was hat sich verändert?
- Sexualität und Verhütung, »Wann kommt das nächste Kind?«
- Die jungen Eltern, Rollenfindung und Beziehung
- Ernährung der Mutter in der Stillzeit
- Stillen, Stillprobleme, Abstillen
- Handling und Tragen
- Ernährung des Babys, Blähungen und Koliken, Beikost und Zufüttern
- Allergieprophylaxe
- Schreibabys
- KinderärztInnen
- Impfungen
- Was tun bei Fieber?
- Babyaktivitäten, Massage, Schwimmen, PEKiP
- Mit dem Kind verreisen/fliegen, Sonnenschutz
- Literaturtipps zu: Stillen, Ernährung, Kinderheilkunde, Rückbildung
- Empfehlenswerte Sportarten (s. S. 39)

Stoffwechselgymnastik

Übung 1

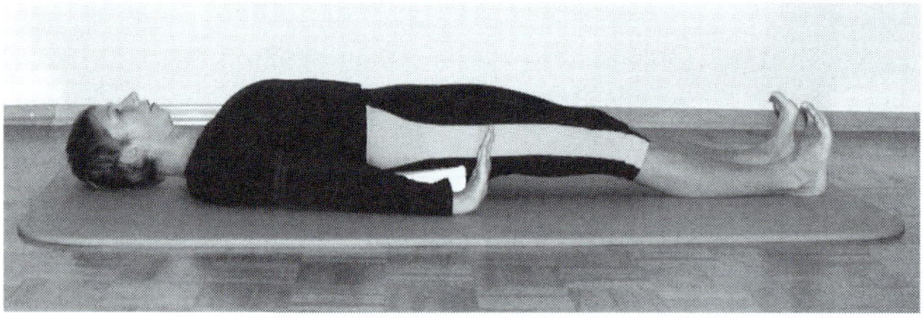

Ausgangsstellung Rückenlage, eventuell auf einem Keilkissen, die Beine sind gestreckt, die Arme liegen neben dem Körper.

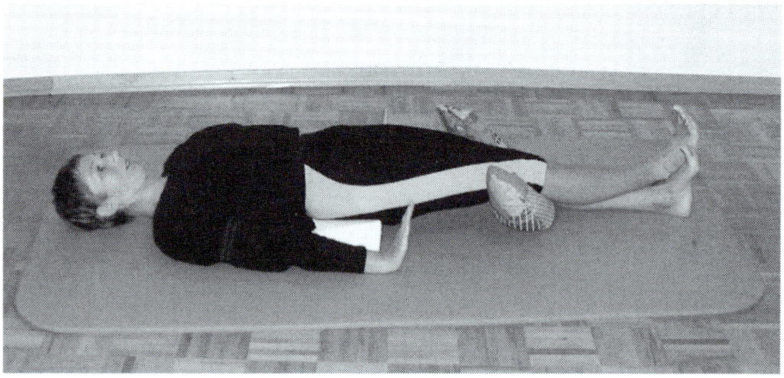

- Beide Füße im Sprunggelenk einatmend hochziehen und ausatmend runterdrücken, gleichzeitig beide Hände im Handgelenk einatmend hochziehen und ausatmend runterdrücken. 10-mal.

- **Variante:** Mit gekreuzten Beinen.

- Im Wechsel einen Fuß hochziehen, den anderen runterdrücken. 10-mal.

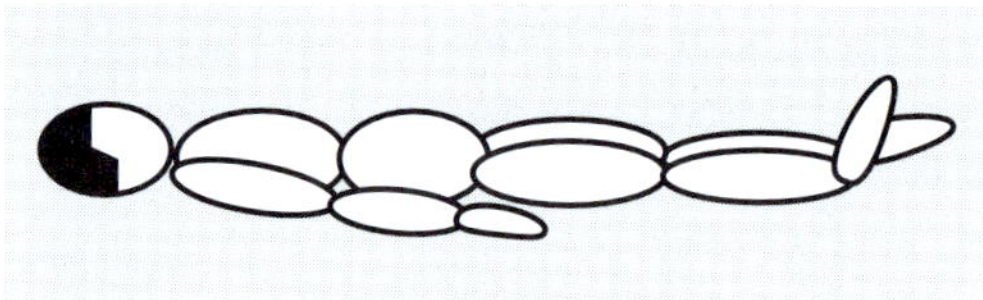

- Mit beiden Füßen nach rechts und links kreisen, die Hände ebenfalls kreisen lassen. 10-mal.

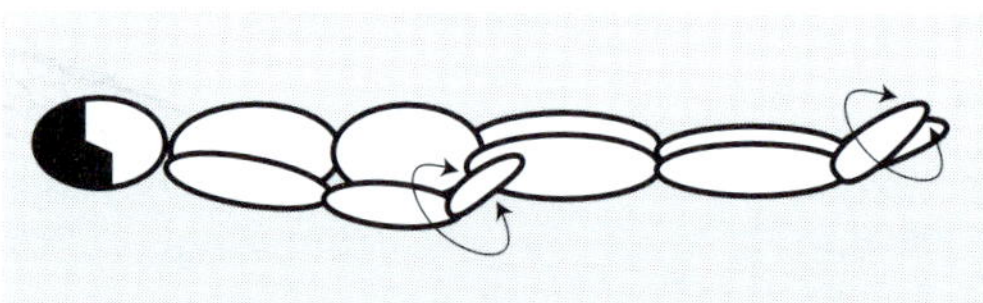

- Das Gesäß anspannen, in dieser Haltung die Zehen und Finger krallen und strecken. 10-mal.

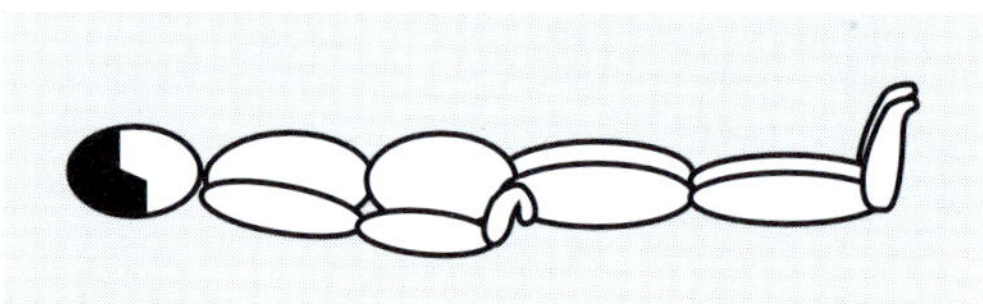

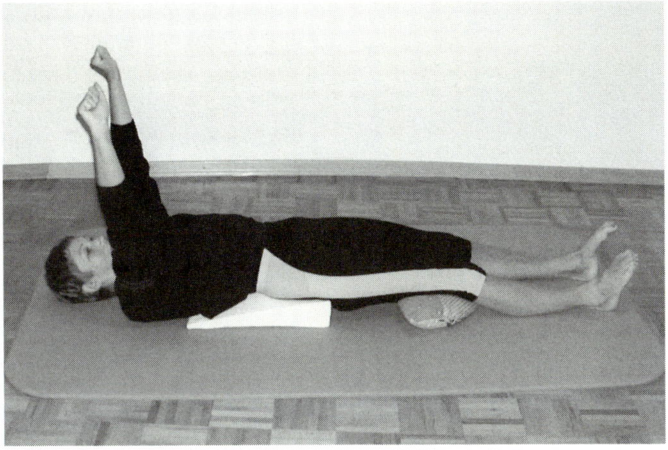

- Beide Arme vor dem Körper in die Höhe strecken und abwechselnd die Finger und Zehen krallen und strecken. 10-mal.

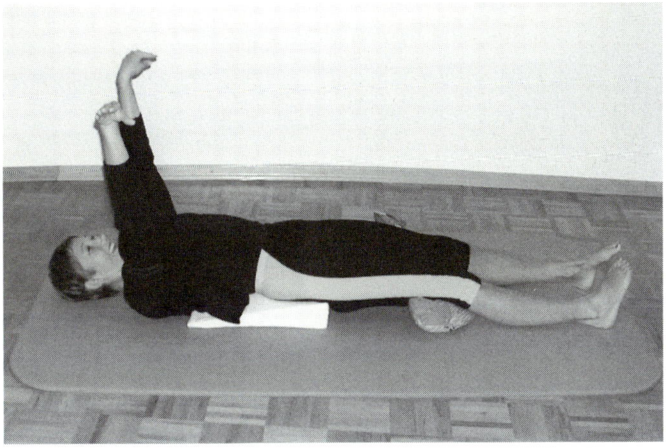

- **Variante:** Füße und Hände kreisen lassen.

Übung 2

Ausgangsstellung Rückenlage, eventuell auf einem Keilkissen, mit angestellten Beinen. Das übende Bein so strecken, dass beide Knie auf gleicher Höhe sind und aneinander gedrückt werden können.

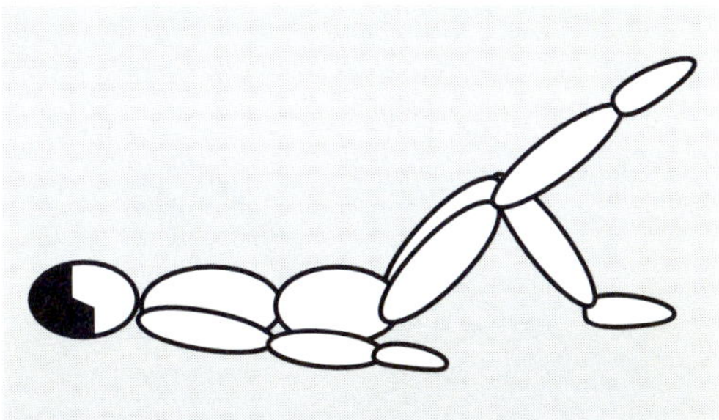

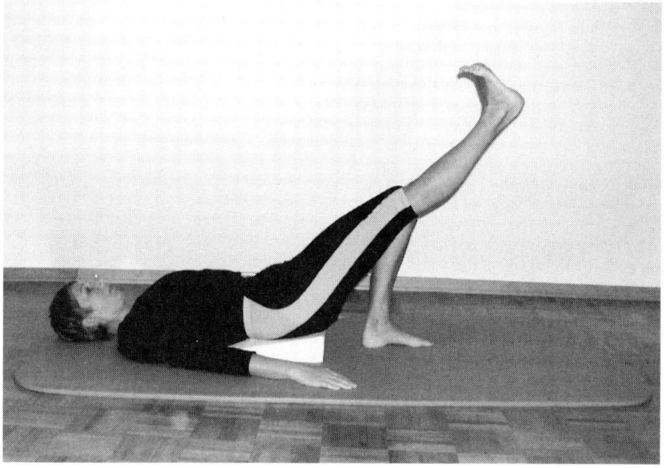

- 10-mal langsam und kräftig die Zehen einkrallen und strecken. Dann das Standbein wechseln und von vorn beginnen.

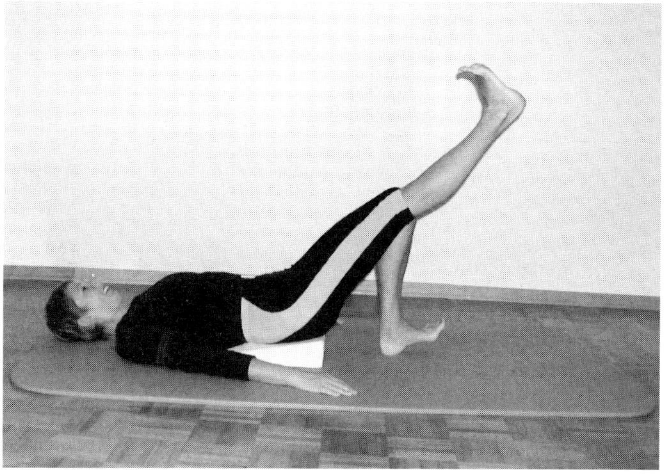

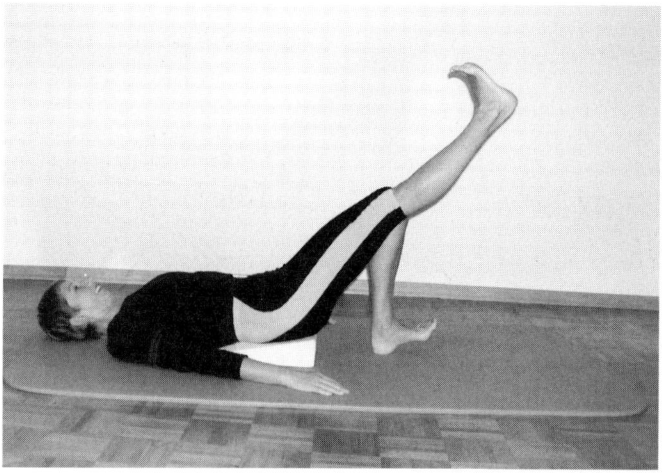

- 10-mal langsam und kräftig den Fuß im Fußgelenk auf- und abbewegen. Dann das Standbein wechseln.

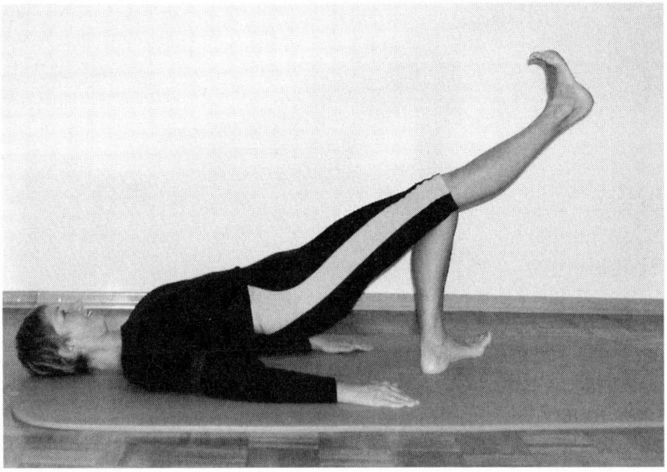

- **Variante**: Mit angehobenem Becken.

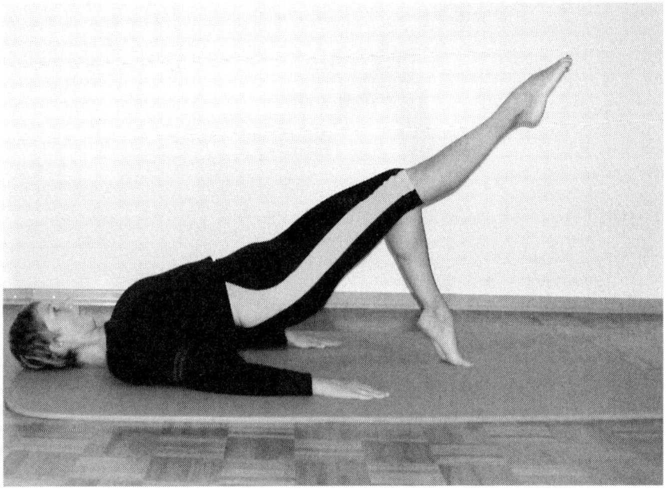

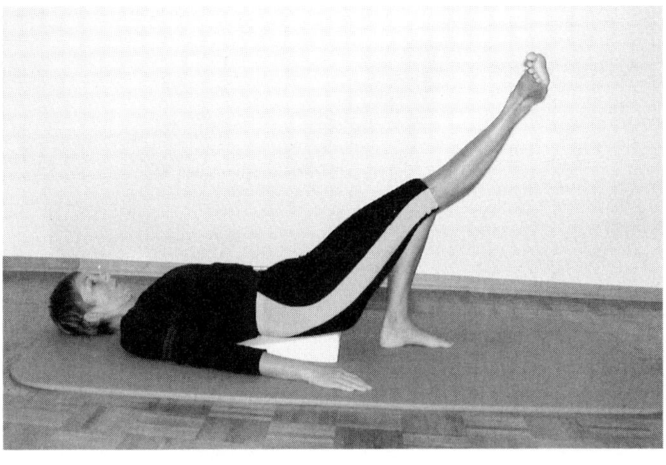

- Mit der Fußspitze aus dem Fußgelenk heraus große Kreise »malen«, 5-mal links herum und 5-mal rechts herum. Anschließend wieder das Standbein wechseln.

Übungen für die Nacken- und Schultermuskulatur

Übung 1

Ausgangsstellung: Stehen bzw. sitzend auf einem Hocker oder einem Pezziball

- Einatmen mit gerader Kopfhaltung, ausatmend das linke Ohr zur Schulter neigen. Wiederholung, rechtes Ohr zur Schulter neigen, 2 Minuten.
- Das linke Ohr zur linken Schulter neigen, den Kopf langsam über die Brust kreisen, das rechte Ohr zur rechten Schulter neigen, den Kopf langsam über die Brust kreisen, 2 Minuten. Wichtig: Den Kopf niemals über den Nacken kreisen lassen.

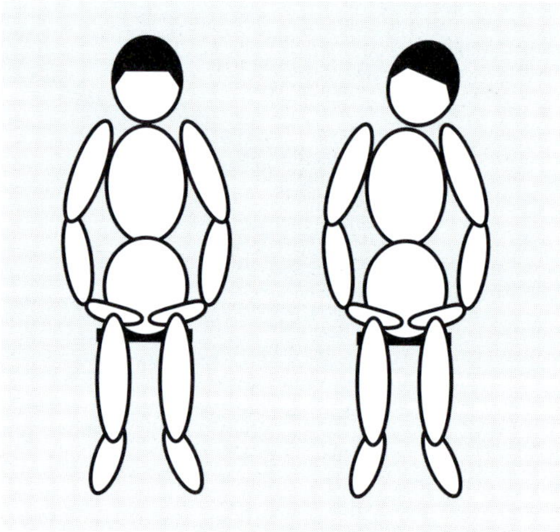

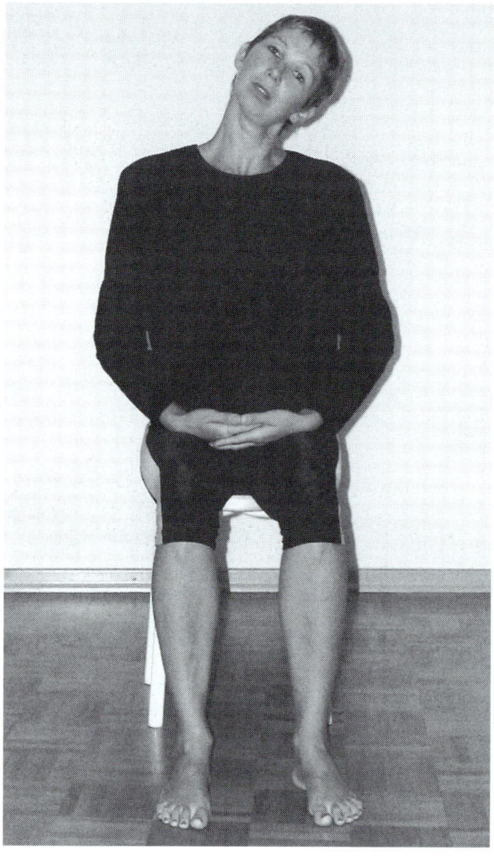

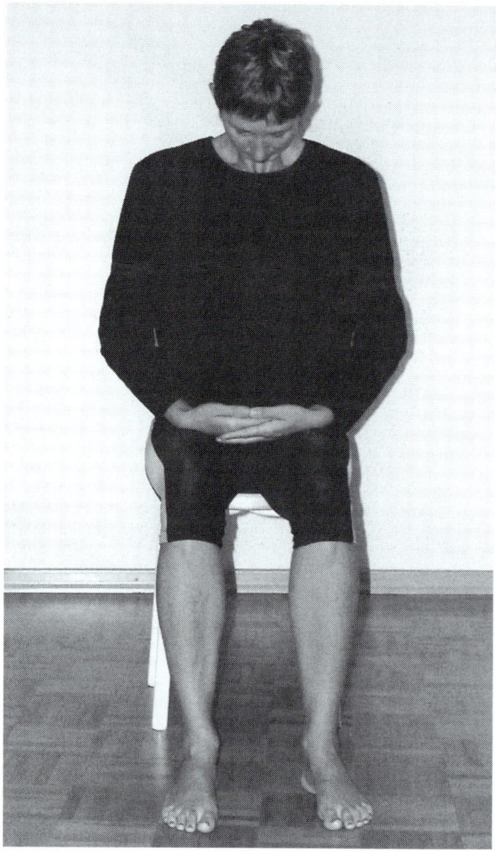

Übung 2

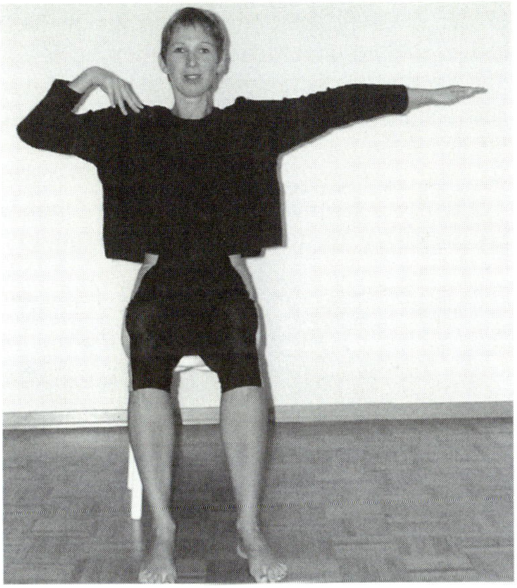

In der Ausgangsposition sind beide Arme parallel in Schulterhöhe zu den Seiten hin ausgestreckt.

- Im Wechsel berührt die linke Hand die linke Schulter und die rechte Hand die rechte Schulter, 1 Minute.

Übung 3

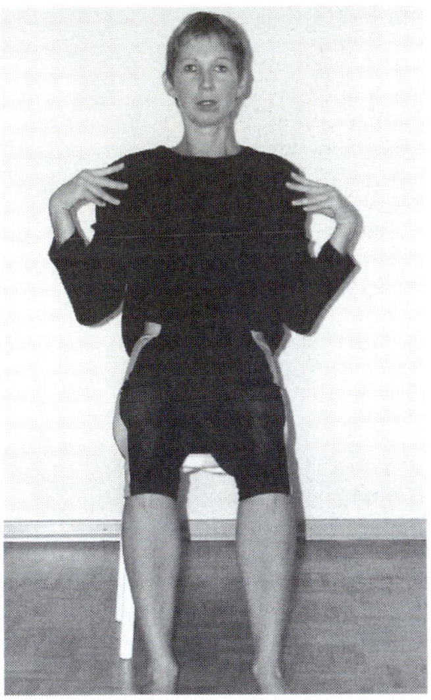

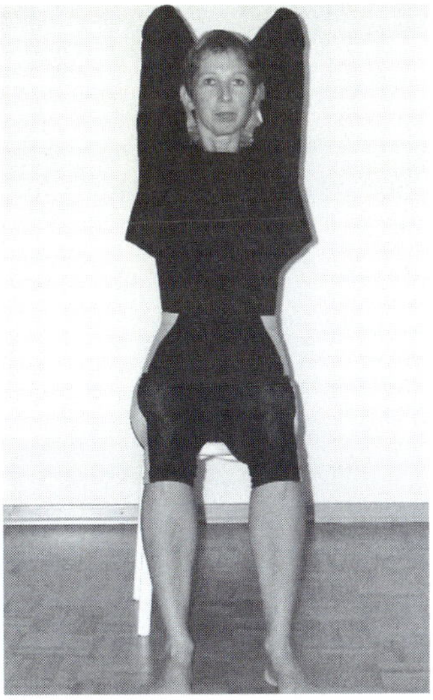

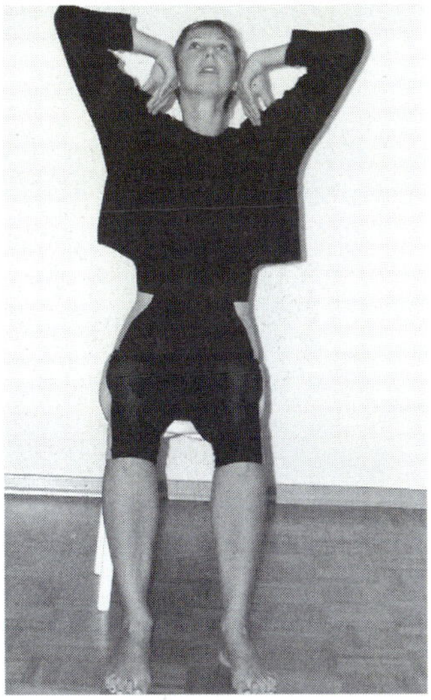

- In der Ausgangsposition liegen beide Hände auf den Schultern, die Finger vorn, der Daumen hinten.
- Einatmend werden beide Oberarme an die Ohren und ausatmend beide Oberarme an den Oberkörper gelegt. Diese Übung bitte sehr schnell über 1 Minute ausführen.
- Die Ellenbogen kreisen lassen, dabei den Kopf leicht mitbewegen. 1 Minute nach vorn kreisen und 1 Minute nach hinten. Hierbei den Kopf bitte nur soweit nach hinten strecken, bis die Zimmerdecke im Blickfeld erscheint.

Übung 4

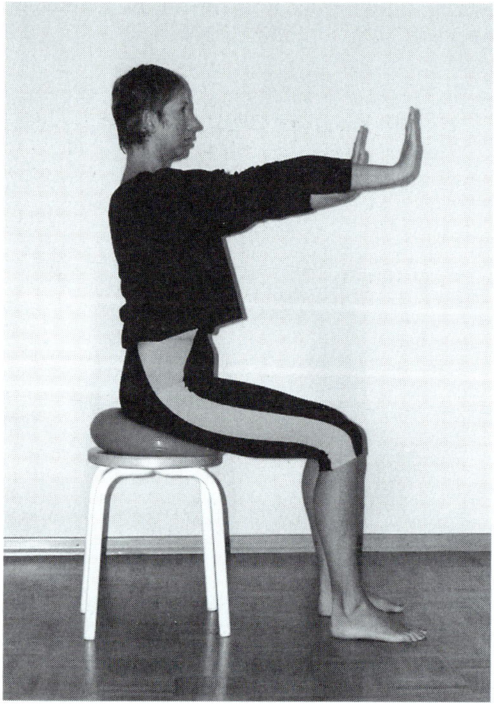

In der Ausgangsposition z.B. auf einem Ballkissen sitzend oder stehend werden beide Arme parallel in Schulterhöhe nach vorn ausgestreckt, die Hände werden im Handgelenk hochgezogen.

Nun mit geradem Oberkörper im Wechsel den rechten bzw. den linken Arm aus der Schulter heraus nach vorne herausschieben, 2 Minuten.

Übung 5

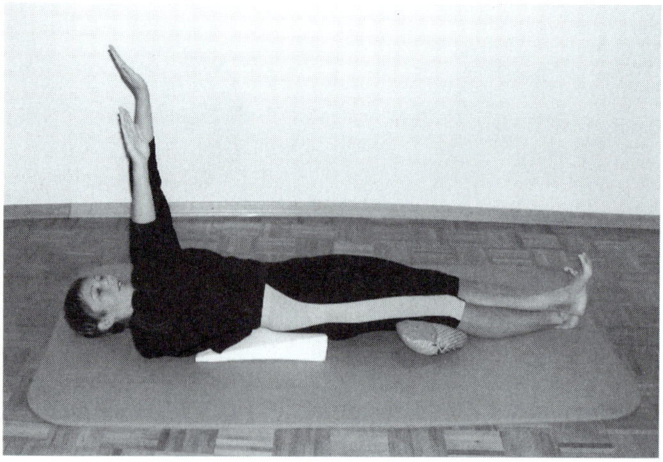

Variante im Liegen: Ausgangsposition Rückenlage mit einem Keilkissen unter dem Gesäß mit gekreuzten Beinen, die eventuell auf einer Knierolle lagern. Beide Arme vor dem Oberkörper in die Höhe strecken.

Nun jeweils abwechselnd einen Arm aus der Schulter heraus weit nach oben strecken. 1 bis 2 Minuten.

Übung 6

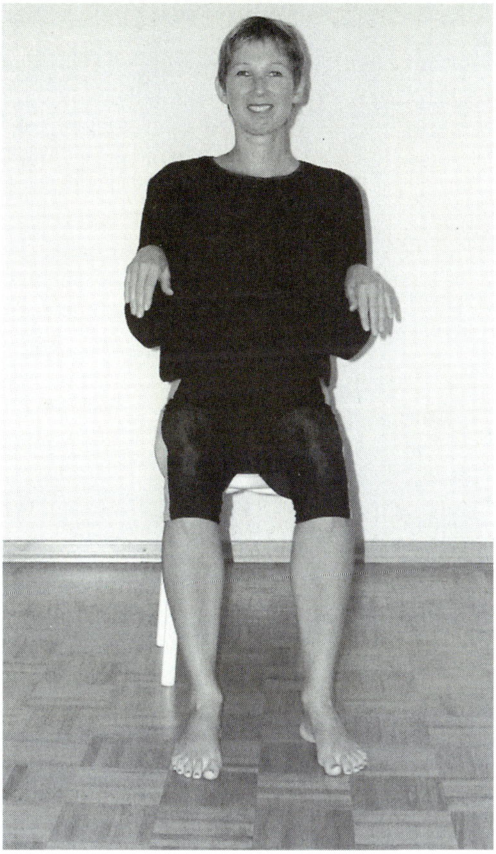

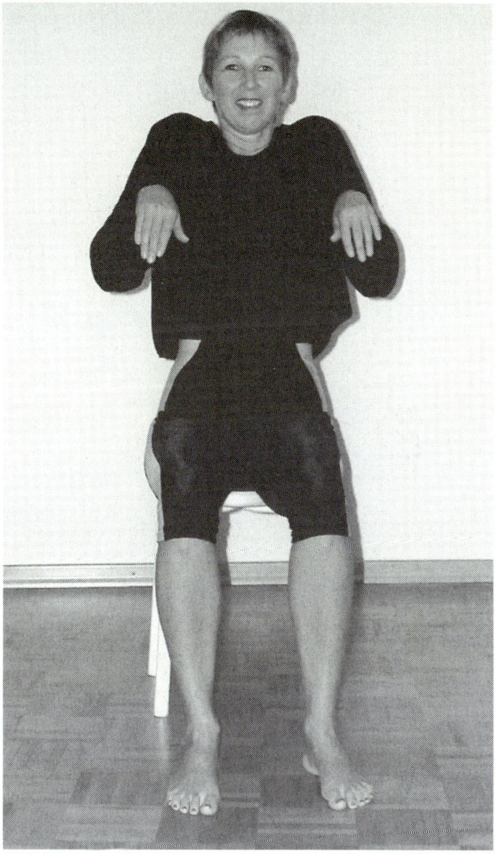

Ausgangsposition: »Pfötchenhaltung«.
1 Minute die Schultern nach vorn kreisen lassen und 1 Minute die Schultern nach hinten kreisen lassen.

Beckenbodenwahrnehmung

Im Rückbildungskurs können zur Beckenbodenwahrnehmung die gleichen Übungen verwandt werden, die in Kapitel 4 bereits vorgestellt wurden. Diese können beispielsweise in der ersten Kurshälfte eingesetzt werden, bevor Kombinationsübungen für den Beckenboden und die schrägen Bauchmuskeln durchgeführt werden können.

Unterbauchaktivierung

Übung 1

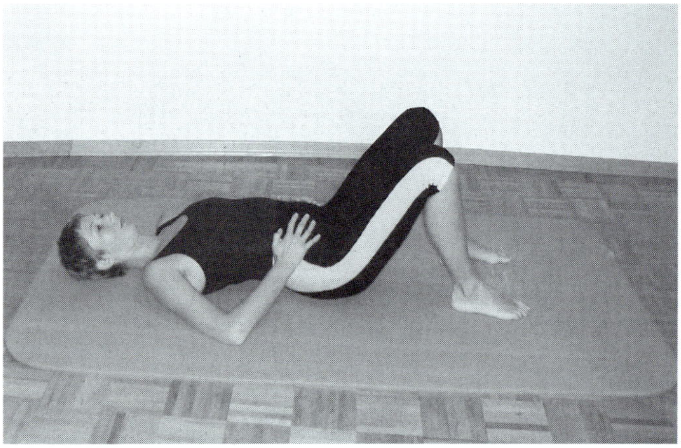

Ausgangsposition: Rückenlage mit aufgestellten Beinen:

- Beide Hände großflächig ohne Druck auf den Unterbauch legen. Einatmend leicht ins Hohlkreuz gehen, während der Ausatmung die Luft auf »haa« durch den Mund langsam ausströmen lassen.

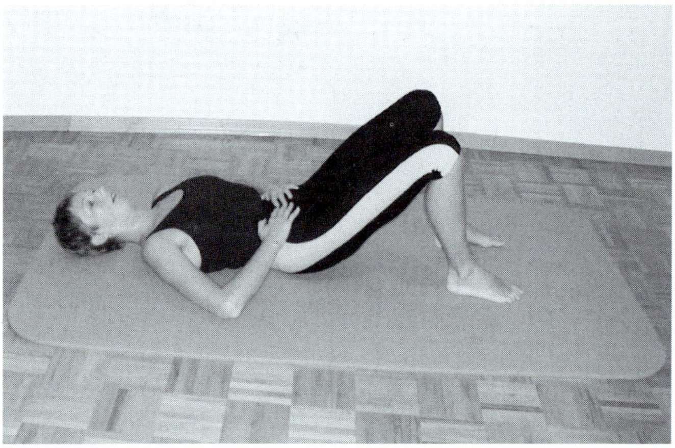

- Mit der Einatmung hebt sich der Bauch sanft in Richtung der Hände, mit der Ausatmung senkt er sich wieder. Während der Ausatmung das Schambein in Richtung Nabel ziehen, dabei verkleinert sich der Abstand zwischen Schambein und Nabel und die Muskeln des Unterbauches spannen sich an.

Übung 2

Ausgangsposition: Seitenlage, Kopf, Brustkorb und Becken liegen in einer Linie, die Beine sind gebeugt.

Einatmend leicht ins Hohlkreuz gehen, während der Ausatmung auf »haa« wieder das Schambein in Richtung Nabel ziehen.

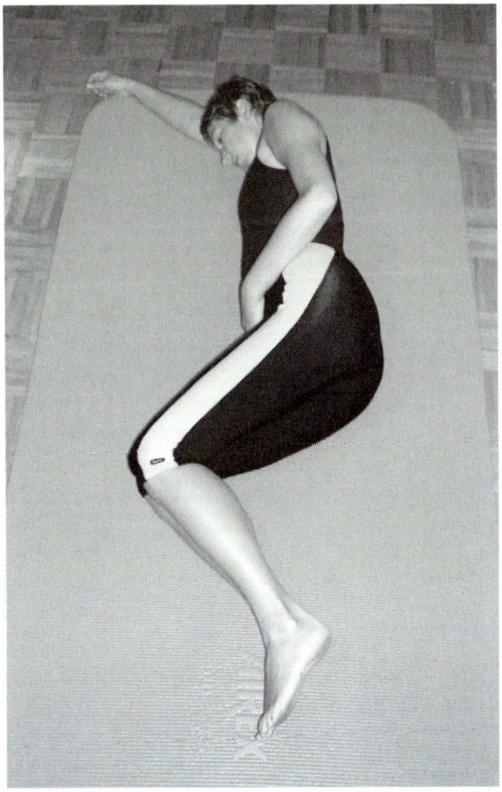

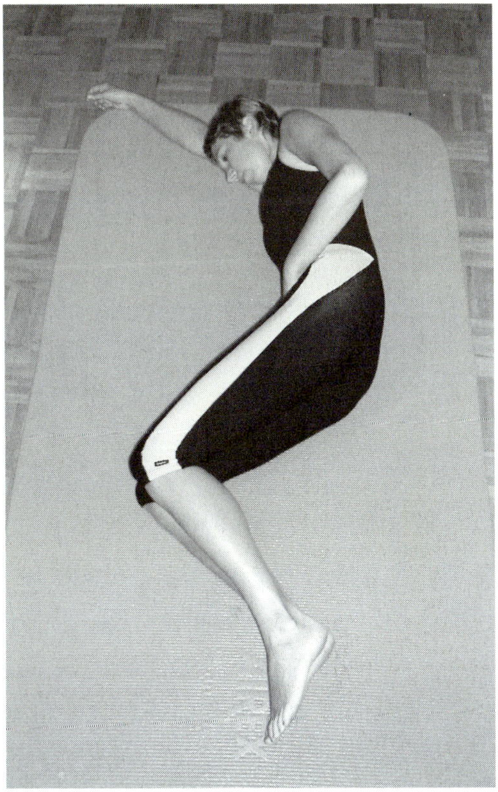

Übung 3

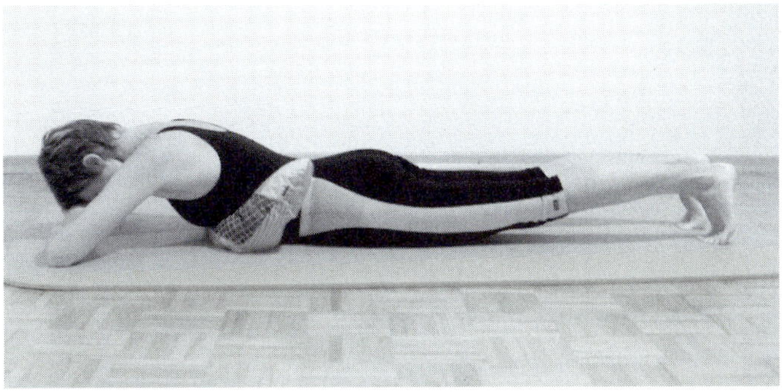

Ausgangsposition: Bauchlage, eventuell mit einem Kissen unterhalb des Busens, die Stirn ruht auf den Händen, die Füße sind entweder gekreuzt oder die Zehen aufgestellt.

Einatmend leicht ins Hohlkreuz gehen, während der Ausatmung auf »haa« wieder das Schambein in Richtung Nabel ziehen. Dabei wird der Schambeinknochen verstärkt in die Unterlage gedrückt.

Beckenbodenkräftigung

Übung 1

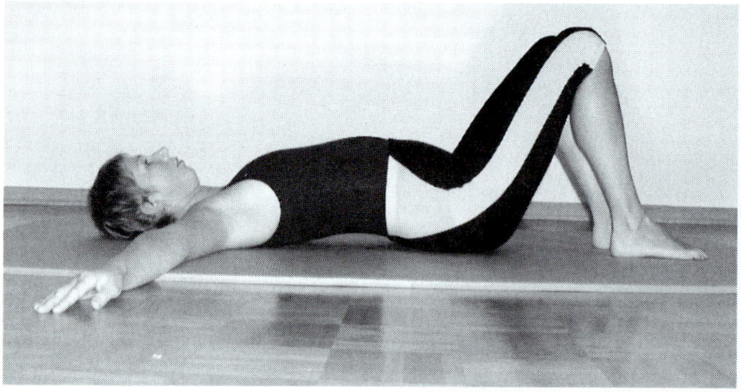

Ausgangsposition: Rückenlage mit hüftbreit angestellten Beinen, die Arme liegen gestreckt in Schulterhöhe am Boden.

- Die Fußspitzen hochziehen und den Fersendruck verstärken.

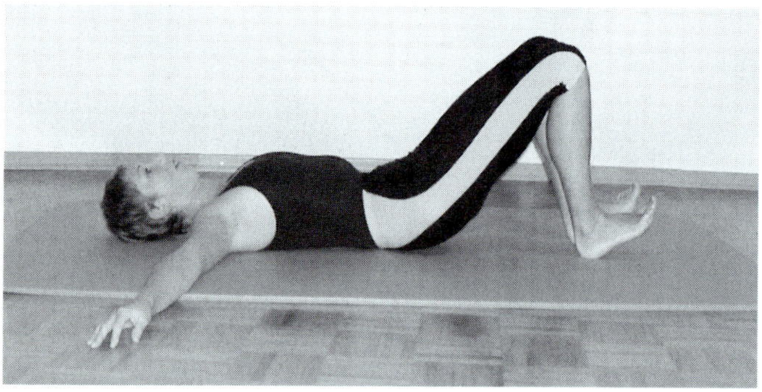

- Grundspannung: Den Bauch anspannen, die untere Wirbelsäule auf die Unterlage drücken, zusätzlich das Gesäß und den Beckenboden anspannen, dabei ruhig weiteratmen. Die Spannung 6–7 Sekunden in allen drei Muskelgruppen halten.

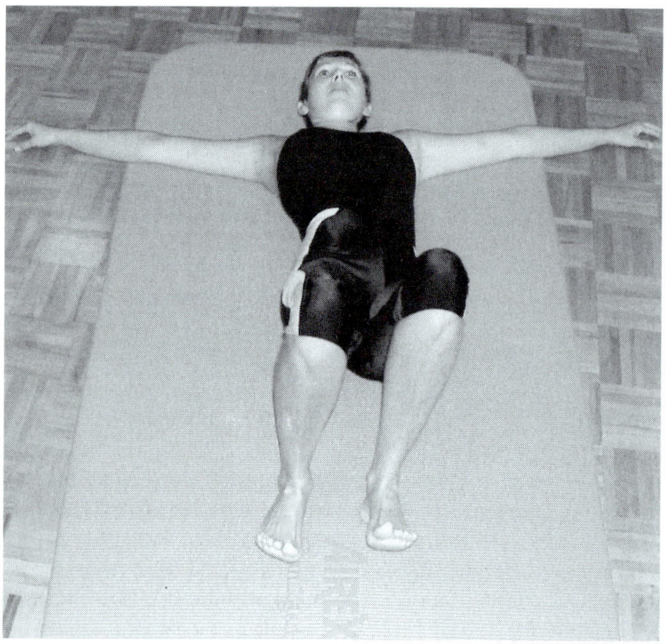

- Variante: Abwechselnd die linke und die rechte Beckenschaufel anheben.

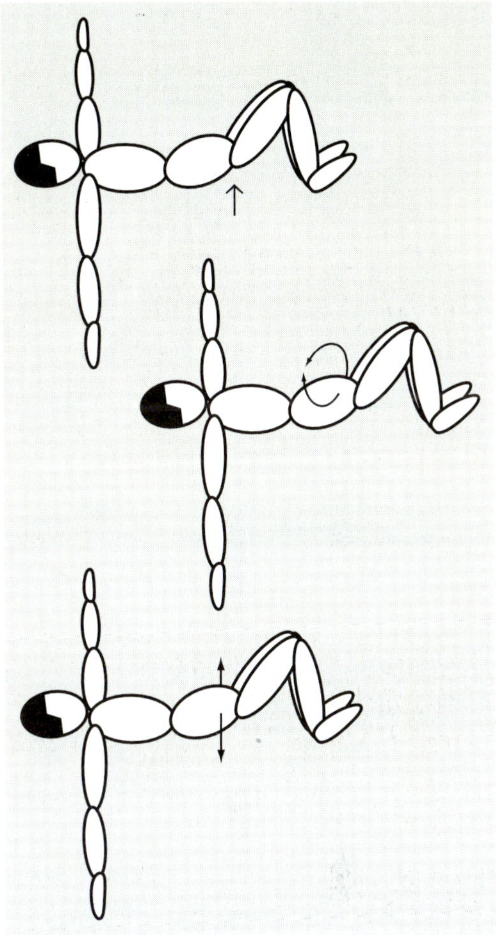

- Das Becken mit Beckenbodenspannung vom Boden abheben, 6–7 Sekunden halten, dabei ruhig weiteratmen und langsam wieder ablegen.
- Das Becken anheben und kreisen (die Knie nicht mitbewegen).
- Das Becken anheben und nach rechts rausschieben, ablegen, hochkommen und zur linken Seite rausschieben.

Übung 2

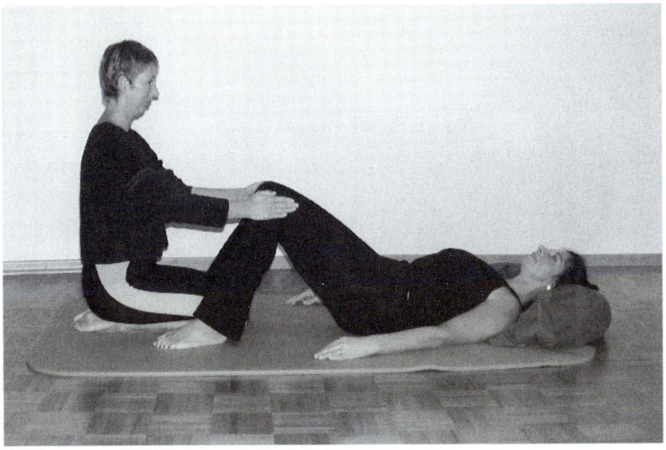

Paarübung: Ausgangsposition: eine Frau liegt in Rückenlage mit angestellten Beinen, die andere Frau kniet zwischen ihren hüftbreit abgestellten Füßen.

- Die Liegende geht einatmend leicht ins Hohlkreuz, ausatmend rollt sie die Wirbelsäule auf den Boden, dabei richtet sich ihr Becken auf und der Beckenboden soll angespannt werden. Die Partnerin drückt mit beiden Händen gegen die Außenseiten der Knie.

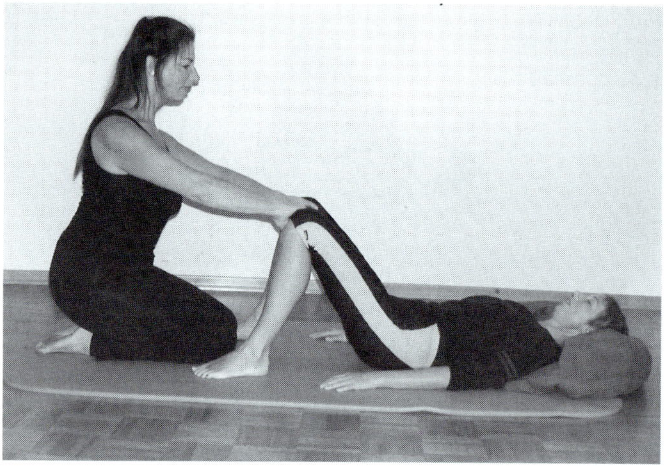

Variante: Gegen die Innenseiten der Knie drücken.

Übung 3

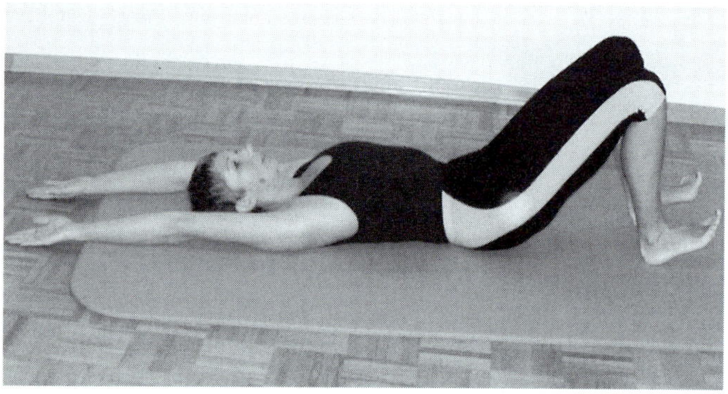

Ausgangsposition: Rückenlage, die Arme sind nach hinten ausgestreckt, die Füße hüftbreit abgestellt.
Einatmen in Ruhe, ausatmend den Beckenboden anspannen, die Wirbelsäule auf die Unterlage rollen, das Becken aufrichten und die Füße im Sprunggelenk hochziehen und die Fersen in die Unterlage drücken.

Übung 4

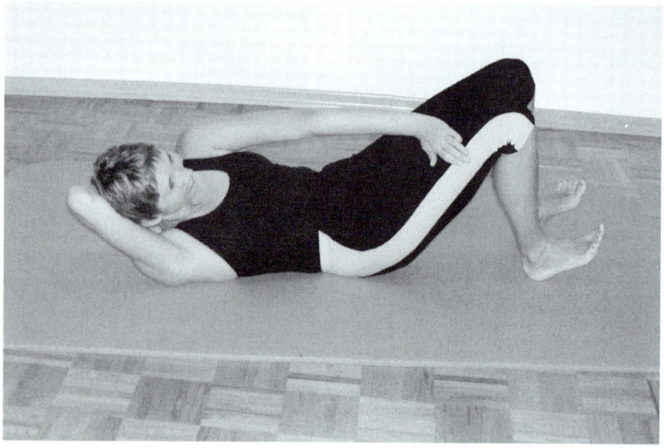

Ausgangsposition: Rückenlage mit hüftbreit aufgestellten Füßen, der rechte Ellenbogen stützt den Kopf.
Einatmen in Ruhe, ausatmend den Beckenboden anspannen, die Füße im Sprunggelenk hochziehen, die Fersen in den Boden drücken, die linke Hand drückt von vorn gegen den Oberschenkel (Knie).

Übung 5

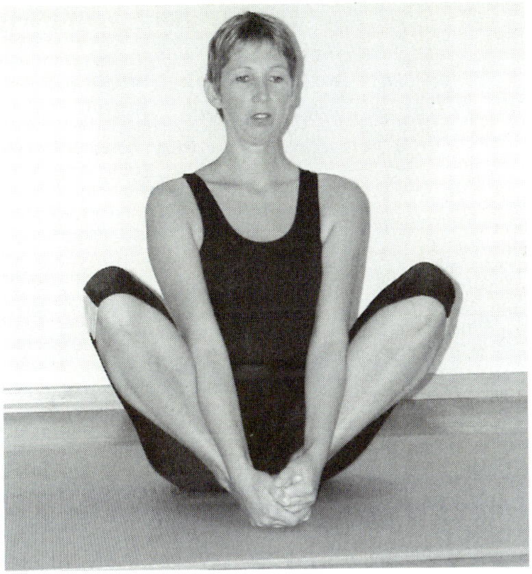

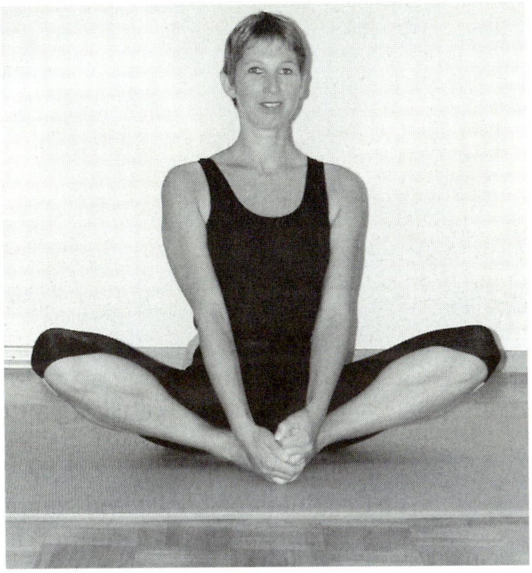

Ausgangsposition sitzend mit geradem Oberkörper, die Fußsohlen aneinander legen, die Füße mit den Händen umfassen.

Ausatmend die Knie in Richtung Boden drücken, dabei gleichzeitig den Beckenboden anspannen und hochziehen, einatmend die Beine und den Beckenboden entspannen. 2 Minuten.

Übung 6

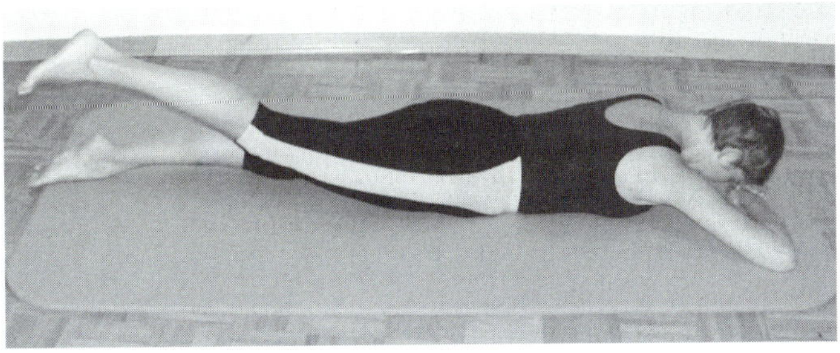

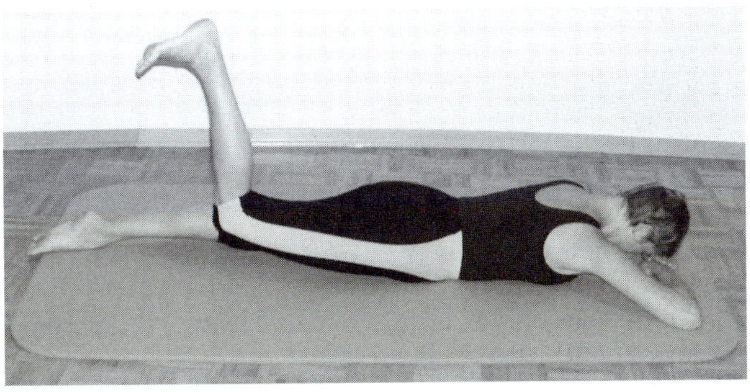

Ausgangsposition: Bauchlage, die Stirn ruht auf den Händen: Das rechte Bein anheben, angehoben anwinkeln, das Bein anheben ohne dabei ins Hohlkreuz zu fallen und gleichzeitig den Beckenboden anspannen. Die Spannung über 2–3 Atemzüge aufrechterhalten. 3–4 Minuten.

Übung 7

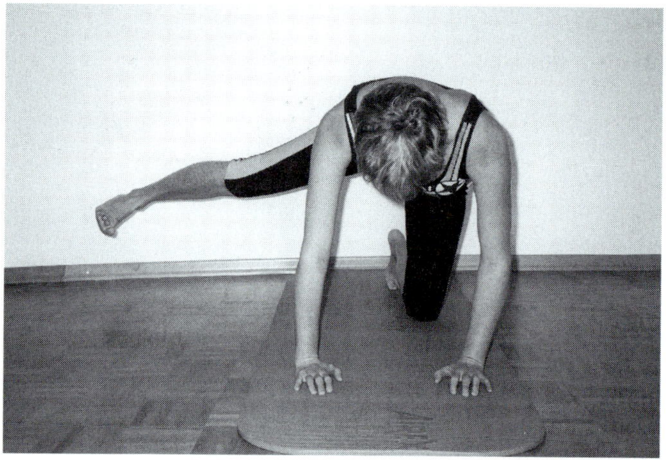

Ausgangsposition: Vierfüßlerstand:

- Das linke Bein wird waagerecht nach hinten ausgestreckt, den Fuß anwinkeln. Das linke Bein in dieser Höhe zur Seite strecken ohne die Beckenposition zu verändern. Das linke Bein wieder abstellen und mit dem rechten Bein wiederholen. 2 Minuten im Wechsel.

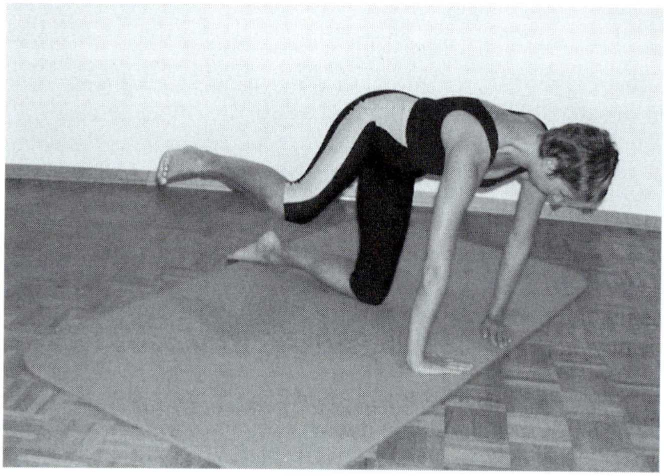

- Das linke Bein wird angewinkelt angehoben und gesenkt ohne die Beckenposition zu verändern. 10–12 Wiederholungen, mit beiden Beinen. Während der Übung in Ruhe weiteratmen!

Entspannung für den Beckenboden

Da wir durch die Arbeit am Beckenboden keinen rigiden Muskelaufbau erreichen wollen, sondern eine funktionstüchtige Körperregion erhalten möchten, die sowohl Halt geben kann als auch weich und geöffnet sein kann, ist es schön, nach den Anspannungsübungen am Beckenboden die Muskeln bewusst zu entspannen. Dies tut außerdem dem Rücken und dem Gesicht gut.

Eine Möglichkeit besteht darin, nach der Beckenbodenkräftigung sich lange und ausgiebig zu rekeln, zu recken und zu strecken. Andere Möglichkeiten sind eine wohltuende Kreuzbeinmassage, eine Reise durch den Körper zum Beckenboden (s. S. 111), die Feldenkrais-Uhr sowie Roll- und Schaukelbewegungen.

Übung 1

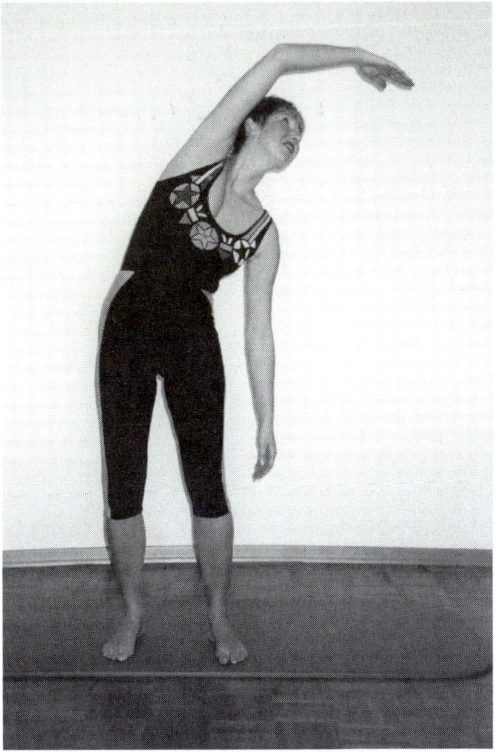

Auslockern durch »Äpfel pflücken«, Schwingen und Dehnen in die Halbmondstellung

- Stehend oder laufend sich recken und strecken mit der Vorstellung, saftige, reife Äpfel zu pflücken (oder auch jede andere Obstart, Hauptsache sie wächst weit oben). Die Augen schauen den greifenden Händen hinterher.
- Stehend in leichter Grätschstellung auf dem ganzen Fuß, mit den Armen seitlich schwingen.
- Stehend in leichter Grätschstellung auf dem ganzen Fuß, sich seitlich in die Halbmondstellung dehnen. Die Augen schauen den Händen hinterher, d.h. der Oberkörper schwingt sanft mit.

Übung 2

»Rückentanz«

Eine etwas andere Form der Rückenmassage ist der Rückentanz. Zwei Frauen stellen sich Rücken an Rücken, mit hüftbreit aufgestellten Füßen und weichen Knien. Erst nach sanfter, dann nach flotter Musik bewegen sich »die Rücken« gegeneinander. Dabei versuchen wir, alle Partien und Eckchen zu erreichen.

Übung 3

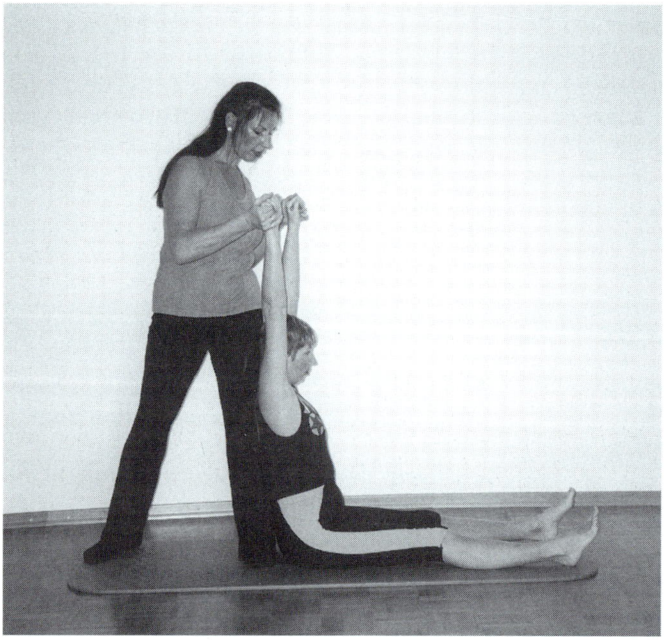

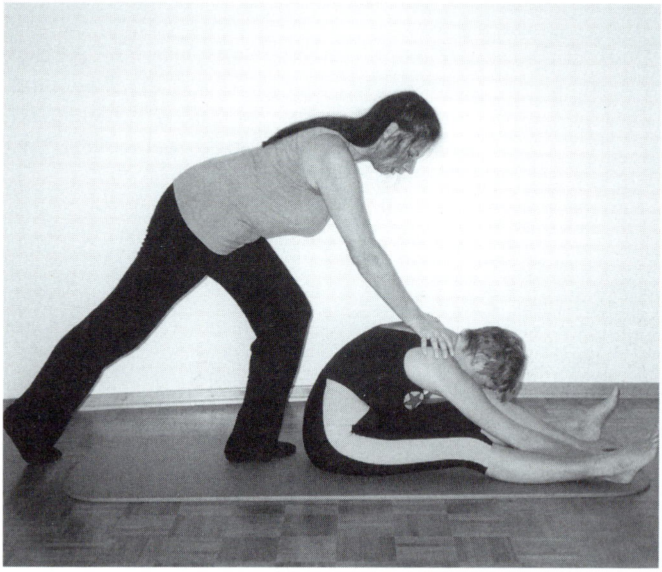

Streckübung zu Zweit

Eine Frau sitzt im Langsitz mit leicht gegrätschten Beinen, die andere Frau steht hinter ihr und ergreift die Hände der Sitzenden.

An den Händen wird die Sitzende in die Höhe gezogen und leicht gestreckt, dann wird die Sitzende mit leichtem Druck nach vorn gedehnt, ohne zu federn! 3–4 Wiederholungen, anschließend wechseln die Frauen.

Übung 4

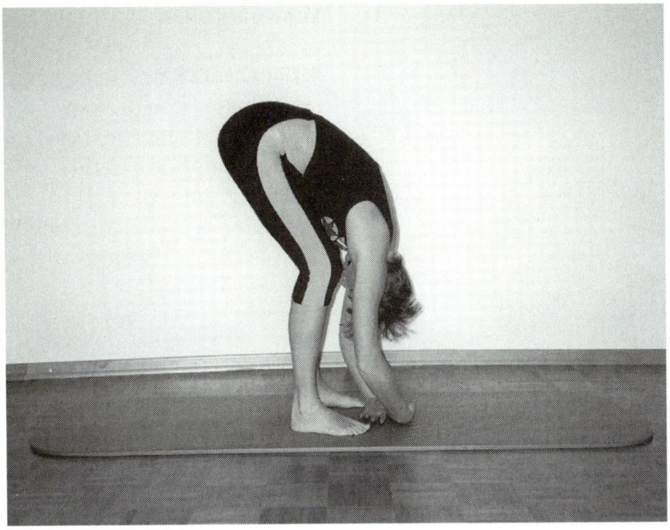

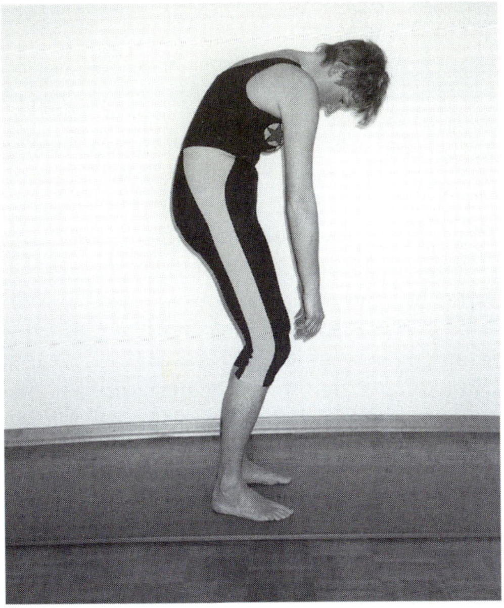

Aushängen lassen in der Rumpfbeuge

Ausgangsstellung: Die Füße stehen hüftbreit.
Den Kopf auf die Brust nehmen und sich von der Schwere des Körpers nach unten ziehen lassen (Rumpfbeuge). Dann das Gesäß nach hinten über die Fersen bringen und vom Kreuzbein ausgehend langsam wieder hoch kommen. Dabei richten sich die einzelnen Wirbelkörper langsam auf wie Perlen an einer Kette. Der Kopf richtet sich ganz zum Schluss wieder auf. 1 – 2 Wiederholungen. Gegebenenfalls kann eine Partnerin bei der Aufrichtung helfen, indem sie eine Hand fest auf Ihr Kreuzbein drückt.

Übung 5

Rollen und Schaukeln

Ausgangsposition: Rückenlage, die Beine anbeugen, beide Hände umfassen die Knie, der Kopf ruht auf der Unterlage.

Hin- und herrollend entspannen und massieren wir die Wirbelsäule auf der Unterlage. Besonders schön ist diese Übung bei sanfter Musik (z. B. Filmmusik »Out of Africa«, Klassik oder Kuschelrock).

Übung 6

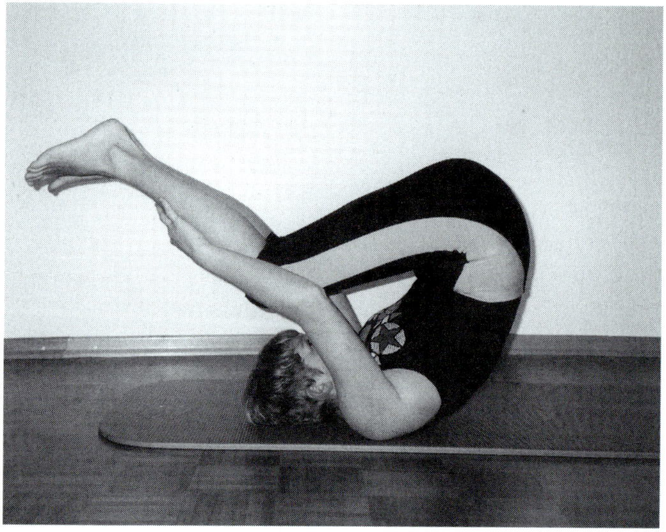

Schwungrollen

Ausgangsposition: Rückenlage mit angehockten Beinen.
Auf- und Abrollen auf der ganzen Wirbelsäule, hierbei hebt der Kopf mit ab. Einatmend nach hinten rollen, ausatmend nach vorn. Ca. 1 Minute.

Übung 7

Die Beckenuhr

Ausgangsposition: Rückenlage mit angestellten Beinen, eventuell mit einem Keilkissen unter dem Gesäß.
Stellen Sie sich das Ziffernblatt einer Uhr vor. Die 12 befindet sich am Kreuzbein, die 6 am Steißbein, die 3 an der rechten Hüftschaufel und die 9 befindet sich an der linken Hüftschaufel.

- Nun kreisen Sie Ihr Becken im Uhrzeigersinn und gegen den Uhrzeigersinn.
- Oder Sie bewegen Ihr Becken im vertikalen oder im horizontalen Verlauf: Z. B. von der 6, zur 9, zur 12, zur 3. Von der 6, zur 3, zur 12, zur 9. Von der 3 zur 9, von der 9 zur 3, von der 6 zur 12, von der 12 zur 6 usw.

Versuchen Sie, während dieser Übung gleichmäßig weiterzuatmen und die Übung für 3–4 Minuten auszuführen.
Diese differenzierten Bewegungen der Beckengelenke lockern und entspannen den Rücken im Lumbal- und Sakralbereich.

Visualisieren des Beckenbodens

Anleitungsbeispiele

Ausgangsstellung: Rückenlage mit hüftbreit angestellten Beinen:
»Blinzeln«: Wie mit den Augenlidern mit dem Beckenboden blinzeln, die Verschlussmuskeln des Beckenbodens in sich hineinziehen.
»Seerose«: Stellen Sie sich den Beckenboden als wunderschöne Blüte vor, ausatmend wird diese Blüte zu einer kleinen Knospe, während der Einatmung erblüht die Knospe zu einer Seerose.
»Schwamm«: Stellen Sie sich den Beckenboden als Meeresschwamm vor, einatmend füllt er sich mit warmem, blauem Wasser, während der Ausatmung wringen Sie diesen Schwamm vollständig aus.
»Haselnuss«: Sie stellen sich vor, eine kleine Haselnuss befindet sich an Ihrem Scheidenausgang. Nehmen Sie sie in Ihrer Scheide auf und lassen Sie sie spiralförmig an Ihren Scheidenwänden entlang nach oben rollen. Anschließend versuchen Sie, die kleine Haselnuss langsam wieder herunterrollen zu lassen.
»Aprikose«: Stellen Sie sich vor, Sie hätten eine Aprikose in Ihrer Scheide. Mit den Scheidenwänden tasten Sie sie ab und drehen sie dreimal rechts und dreimal links herum. Nun bekommen Sie Appetit und beißen von der Frucht ein Stückchen ab, kauen gründlich und schlucken es herunter. Sie nehmen noch einen zweiten und einen dritten Bissen, kauen und schlucken. Wenn nur noch der Kern übrig ist, spucken Sie ihn aus.
»Lift«: Sie stellen sich Ihren Beckenboden als einen Fahrstuhl vor. Sie spannen Ihren Beckenboden stufenweise an und fahren in den ersten, zweiten, dritten, vierten Stock hinauf und anschließend langsam wieder hinunter.

Eine kleine Geschichte

Stell' dir vor, du hast eine Woche Zeit – nur für dich. Niemand will etwas von dir. Kein Kind, kein Mann, keine beruflichen Anforderungen oder Verpflichtungen, und du fliegst ganz allein mit leichtem Gepäck auf deine Trauminsel. Du wohnst in einer kleinen Pension direkt am Meer, sitzt auf der weiß gestrichenen Veranda und vor dir liegt ein Palmenhain. Hinter den Palmen kannst du einen weißen Strand erkennen und davor das türkisfarbene Meer.
Dein erster Ausflug geht an diesen wunderschönen Sandstrand. Du gehst mit deinen Füßen ins Wasser und stellst fest, wie wohlig warm es ist. Du ziehst dich um und legst dich an den Wassersaum und zwar so, dass die Beine im Wasser sind und das Wasser in kleinen Wellen bis ungefähr zu deinem Bauchnabel auflaufen und wieder ablaufen kann. Dann passt du deinen Atemrhythmus dem Rhythmus der Wellen an. Einatmend läuft das Wasser an dir hoch und ausatmend läuft es ab.
Jetzt denkst du an deinen Beckenboden und stellst dir vor, er sieht aus wie ein schöner, satter, gelber Badeschwamm, so wie er an einem Korallenriff wächst, welches dieser kleinen Bucht, an der du liegst, vorgelagert ist. Immer wenn die Welle kommt und du einatmest, saugt sich dieser Schwamm voll mit warmen, kristallklarem Wasser, und wenn du ausatmest, wringst du diesen Schwamm von allen Seiten her kräftig und gleichmäßig aus. Versuche das über 2–3 Minuten zu machen, bleibe ganz entspannt und konzentriere dich nur auf diesen Schwamm, der deinen Beckenboden darstellt.
Nach dieser Übung bekommst du vielleicht Lust auf einen kleinen Spaziergang, d.h. du gehst einmal am Strand entlang. Du wagst dich vor ins Hinterland und kommst an einen kleinen See. In diesem See quaken Frösche und vielfältige Vogelstimmen sind um dich herum. Auf dem See wachsen wunderschöne Lotusblüten. Du nimmst hier Platz und stellst dir vor, dein Beckenboden sähe aus wie eine dieser Lotusblüten. Einatmend erblüht diese Blume zu einer wunderschönen großen Blüte. Vielleicht kannst du dir sogar eine Farbe vorstellen, Weiß, Rosé oder Dunkelrosa, so wie es dir am besten gefällt. Und wenn du ausatmest, ziehst du diese große Blüte zu einer ganz kleinen, ganz jungfräulichen Knospe zusammen. Und auch diese Übung kannst du wieder über 2–3 Minuten ausführen.
Auf dem Rückweg hast du das große und seltene Glück, eine besondere Muschel mit einer Perle darin zu finden. Diese Perle führst du in

deine Scheide ein und bewegst sie wie auf einer Wendeltreppe an deinen Scheidenwänden entlang langsam aufwärts, bis zu deinem Muttermund. Die Perle läuft also spiralförmig in dir hinauf. Dann lässt du sie ganz langsam in Zeitlupentempo auf geradem Wege wieder herunterrollen bis zum Scheidenausgang ohne sie zu verlieren und ziehst sie erneut spiralförmig in dir hinauf. Wenn du das ein drittes Mal probieren magst, versuche die Perle auch in der Gegenrichtung hinauf rollen zu lassen.
Jetzt hast du vielleicht Lust auf ein kühles Bad bekommen und gehst schwimmen und danach stellt sich ein kleiner Hunger ein. In deinem Rucksack, den du auf diese Tagestour mitgenommen hast, befinden sich wunderschöne reife Aprikosen. Und jetzt stell' dir vor, du würdest eine dieser Aprikosen in deine Scheide einführen. Die Haut dieser Aprikose ist ganz samtig weich, versuche dir die kleine Kerbe dieser Frucht vorzustellen, welche sich direkt unter deiner vorderen Scheidenwand befindet. Dann versuche mit deinen muskulösen Scheidenwänden diese Frucht einmal um sich selbst zu drehen. Vielleicht zweimal rechts herum und einmal links herum.
Jetzt hast du so richtig Appetit bekommen und beißt mit deinen Scheidenmuskeln kräftig von dieser Frucht ab, kaust mindestens 17-mal und schluckst diesen Früchtebrei herunter. Du wirst dich wundern, was deine Scheide alles kann und dein Mund darf gerne mitarbeiten. Ja, wenn du jetzt 3- oder 4-mal von dieser Frucht abgebissen hast, dann kannst du zu guter Letzt den Stein ausspucken. Das kannst du gerne noch mit 2 – 3 weiteren Früchten wiederholen.

Übungen für die vordere Scheidenwand

Übung 1

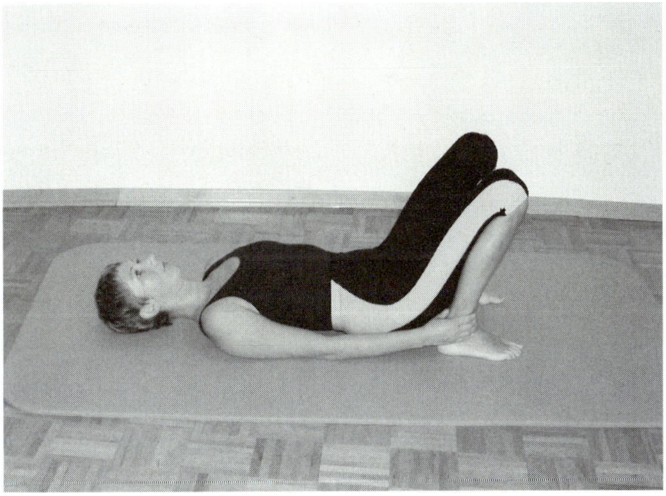

Ausgangsposition: Rückenlage, mit eng an den Po angestellten Beinen. Die Fußgelenke werden mit beiden Händen umfasst.

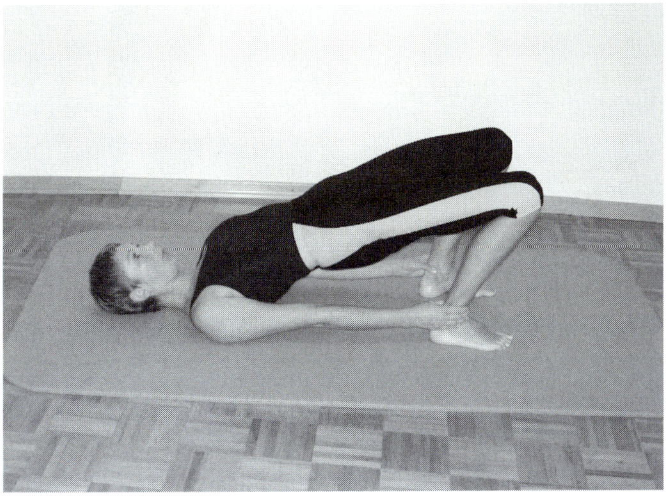

Einatmend leicht ins Hohlkreuz gehen, während der Ausatmung das Becken anheben. 2 Minuten.

Übung 2

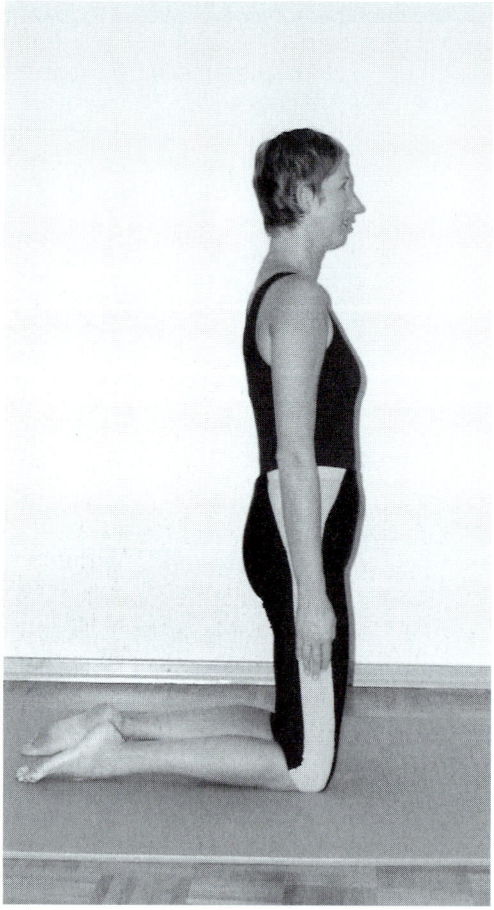

Ausgangsposition: Kniestand, die Knie stehen hüftbreit auseinander.

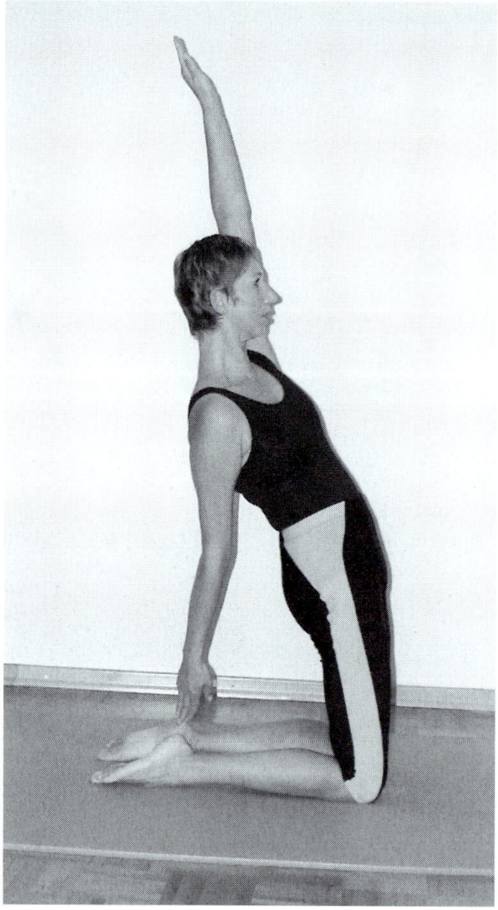

Einatmen in der Ausgangsposition, ausatmend mit der linken Hand den rechten Fuß berühren; den rechten Arm über den Kopf nach oben ausstrecken! Im Wechsel, rechte Hand, linker Fuß. 1 – 2 Minuten.

Übung 3

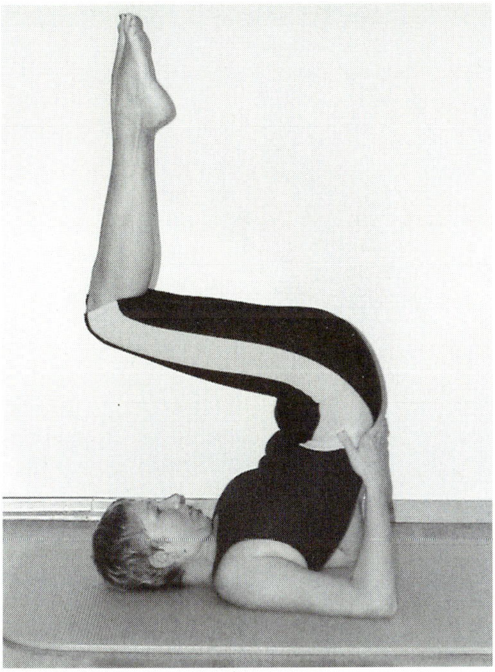

Ausgangsposition: Kerze, die Ober- und Unterschenkel befinden sich im rechten Winkel.

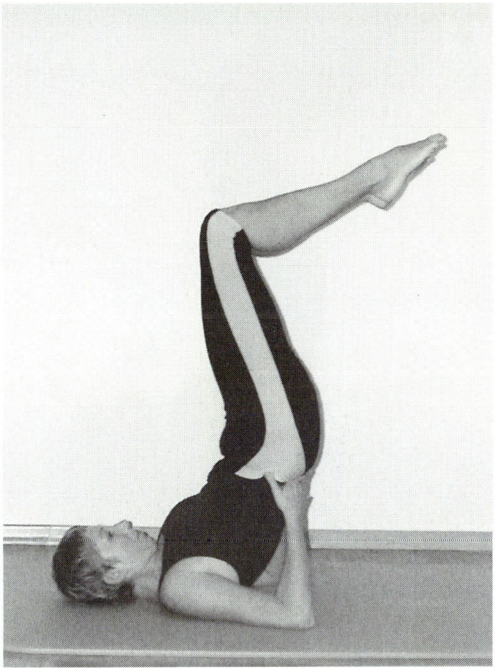

- Einatmend die Knie so weit vorstrecken wie möglich. 2 Minuten.

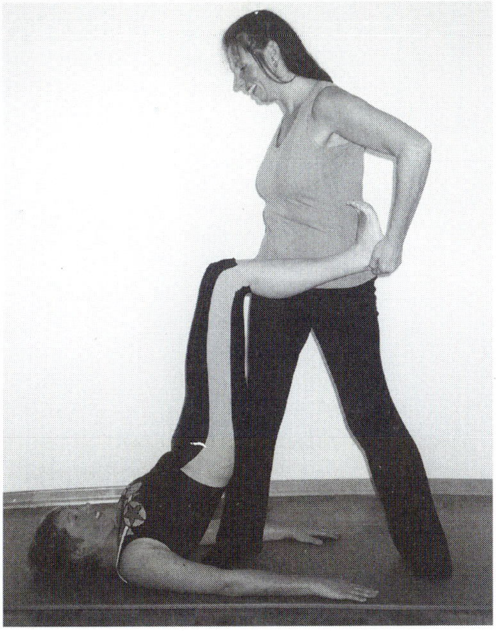

- **Variante:** Als Paarübung.

Übungen für die Beckenboden-, Bauch- und Rückenmuskulatur

Übung 1

Ausgangsposition: Bauchlage, dabei eventuell den Busen und das Becken abpolstern.

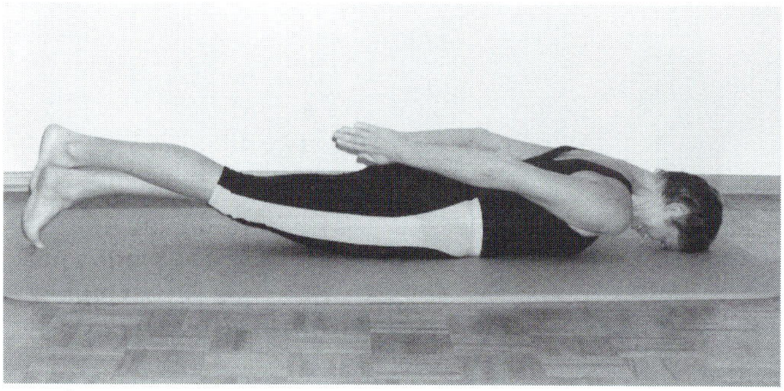

- In der Ausgangsposition werden die Hände auf Pohöhe aneinander gedrückt und die Beine gekreuzt. Ausatmend den Beckenboden anspannen, den Oberkörper ca. 10 cm anheben, zur Unterlage blicken, die Schulterblätter fest zusammenziehen, die Bauch- und Beckenbodenmuskeln anspannen und die Hände in Richtung Füße schieben. Einatmend die Spannung lösen und den Kopf ablegen. 1 – 2 Minuten.

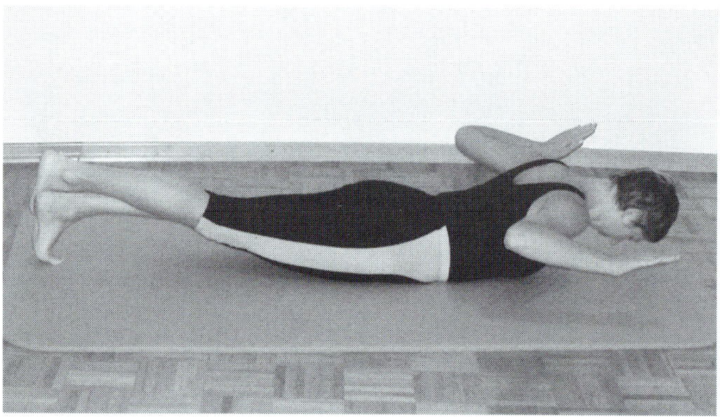

- In der Ausgangsposition liegen die Arme angewinkelt neben dem Oberkörper und die Füße sind gekreuzt. Die Nase ist nur knapp über dem Boden. Ausatmend den Beckenboden anspannen, die Ellenbogen bis in Schulterhöhe anheben. Einatmend die Arme senken. 1 – 2 Minuten.

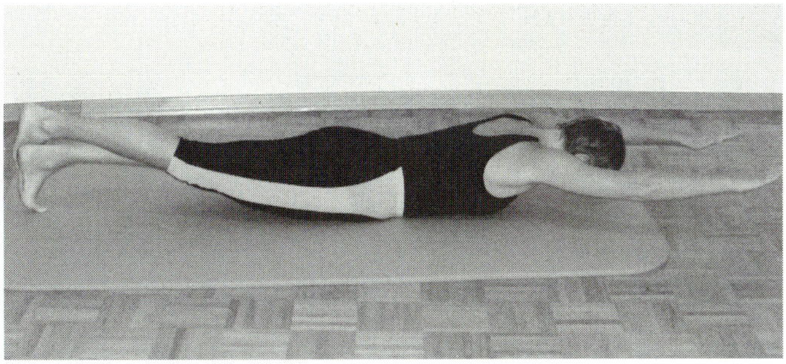

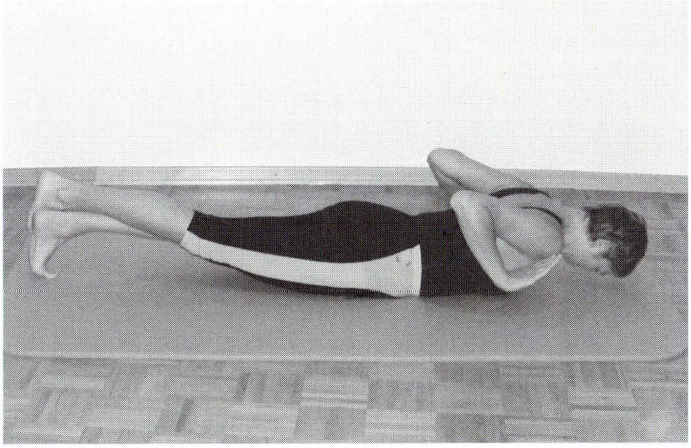

- In der Ausgangsposition liegen die Arme angewinkelt neben dem Oberkörper und die Füße sind gekreuzt. Die Nase ist nur knapp über dem Boden. Ausatmend den Beckenboden anspannen, die Arme in Schulterhöhe nach vorn ausstrecken. Einatmend die Arme angewinkelt zurückziehen und die Ellenbogen so weit wie möglich anheben. 1 – 2 Minuten.

Übung 2

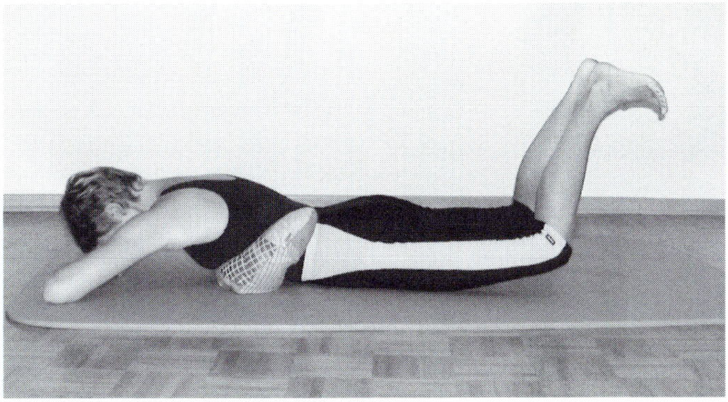

Ausgangsposition: Bauchlage, die Stirn ruht auf den Händen. Die Unterschenkel werden angewinkelt, die Fußinnenseiten aneinander gelegt.
Einatmen in Ruheposition, ausatmend den Beckenboden anspannen und die Knie vom Boden abheben. 1 – 2 Minuten.

Übung 3

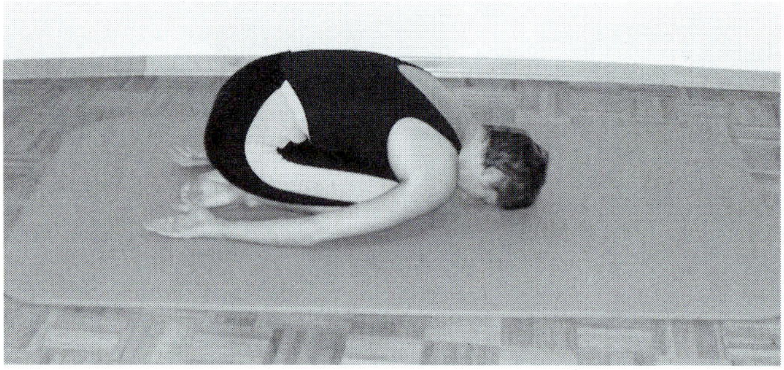

Zur Entspannung zwischen den einzelnen Übungen den »Käfer« machen.

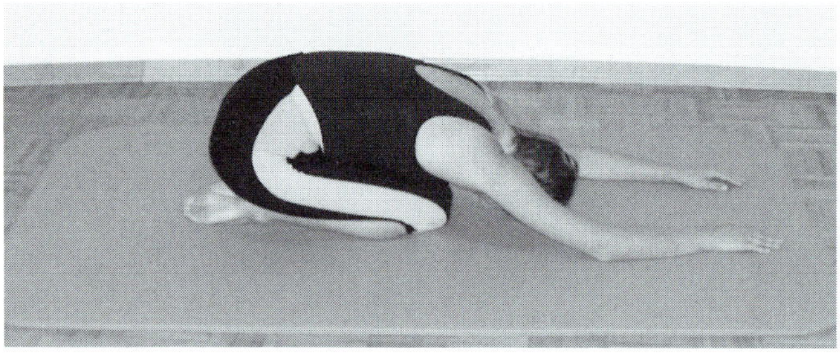

Variante: Käfer mit »ausgestreckten Fühlern«.

Übung 4

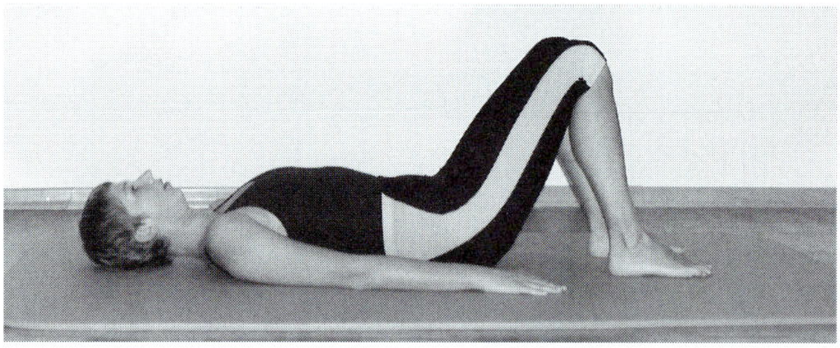

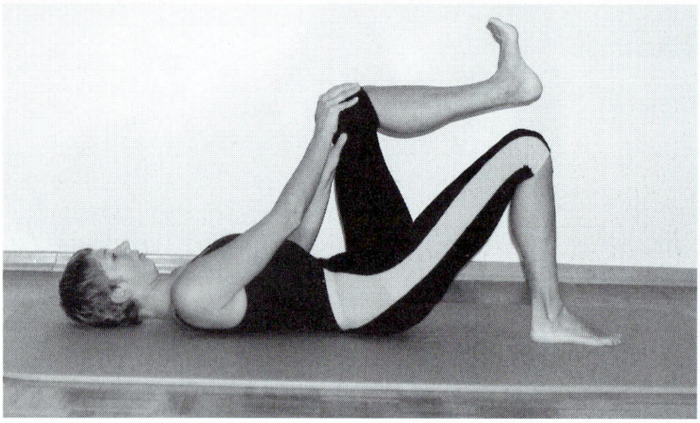

Ausgangsposition: Rückenlage mit aufgestellten Beinen.

Einatmen in Ruheposition, ausatmend den Beckenboden anspannen, das linke Bein anheben, den Fuß im Sprunggelenk hochziehen und mit beiden Händen Druck gegen das linke Knie ausüben, wobei das Knie dem Druck standhält. Einatmend die Spannung lösen, im Wechsel das rechte und das linke Bein nehmen. 1 – 2 Minuten. Zur Verstärkung der Beckenbodenspannung können zusätzlich die Fußspitzen hochgezogen werden.

Übung 5

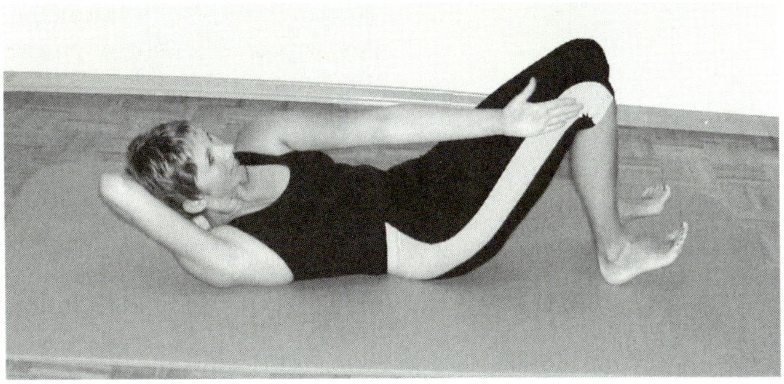

Ausgangsposition: Rückenlage mit angestellten Beinen, der rechte Ellenbogen stützt den Kopf.

Ausatmend den Beckenboden anspannen, die Füße im Sprunggelenk hochziehen, der linke Handrücken drückt gegen das rechte Knie. 2–3 Minuten. Wiederholung: rechte Hand, linkes Knie.

Übung 6

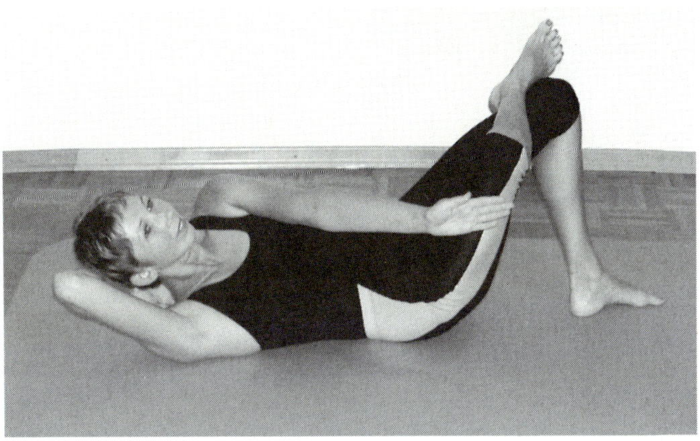

Ausgangsposition: Rückenlage mit angestellten Beinen, der rechte Ellenbogen stützt den Kopf, der rechte Fuß wird auf den linken Oberschenkel gelegt.

Ausatmend den Beckenboden anspannen, die linke Hand drückt mit dem Handrücken gegen das rechte Knie. Wiederholung: linkes Knie. 2–3 Minuten.

Übung 7

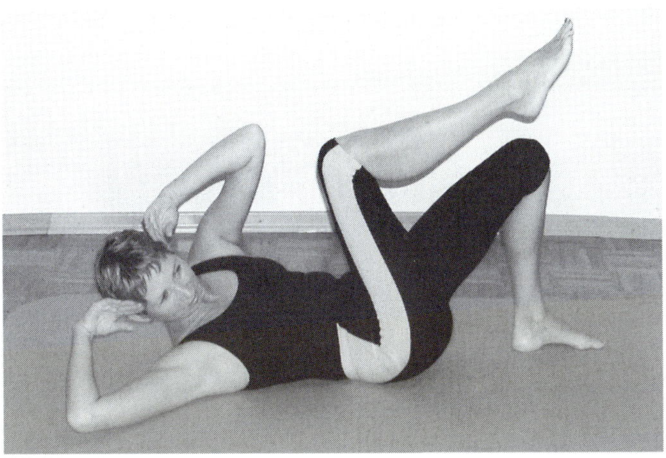

Ausgangsposition: Rückenlage, die Beine sind angestellt, die Handrücken liegen an den Schläfen.

Einatmen in Ruheposition, ausatmend treffen sich der rechte Ellenbogen und das linke Knie über dem Bauchnabel. Hierbei bleibt die linke Schulter am Boden liegen. Wiederholung: linker Ellenbogen, rechtes Knie. 2 Minuten.

Übung 8

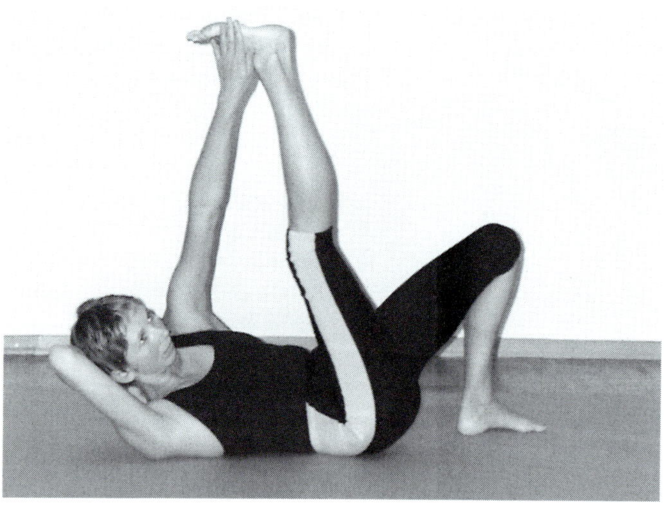

Ausgangsposition: Rückenlage, der rechte Ellenbogen stützt den Kopf.
Einatmen in Ruheposition, ausatmend den Beckenboden anspannen, das rechte Bein nach oben in die Höhe ausstrecken, die linke Hand drückt gegen den rechten Fuß. 2 – 3 Minuten. Wiederholung: linkes Bein.

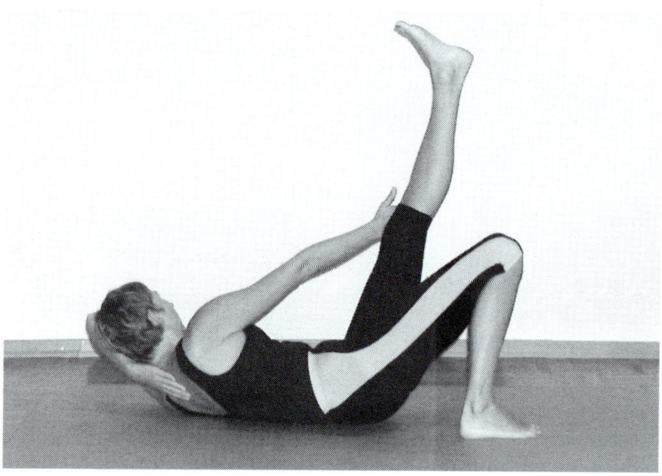

- **Variante:** Die Hand drückt gegen das gegenüber liegende Knie.

Übung 9

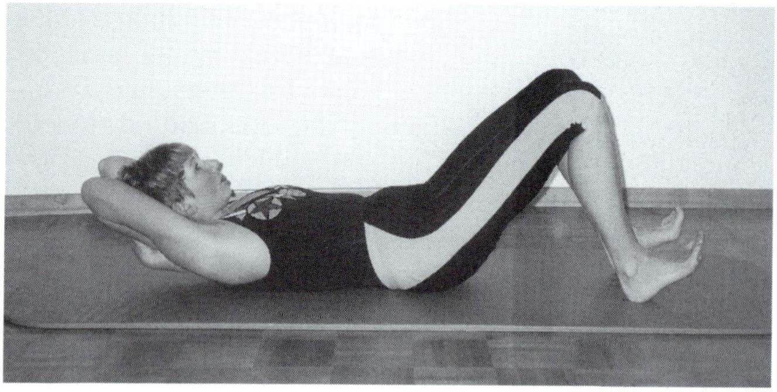

Ausgangsposition: Rückenlage, beide Hände liegen auf der Halswirbelsäule, die Unterarme stützen den Kopf.
Einatmen in Ruhe, ausatmend den Beckenboden anspannen, den Kopf leicht anheben, die Füße im Sprunggelenk hochziehen und die Fersen in den Boden drücken.

Übung 10

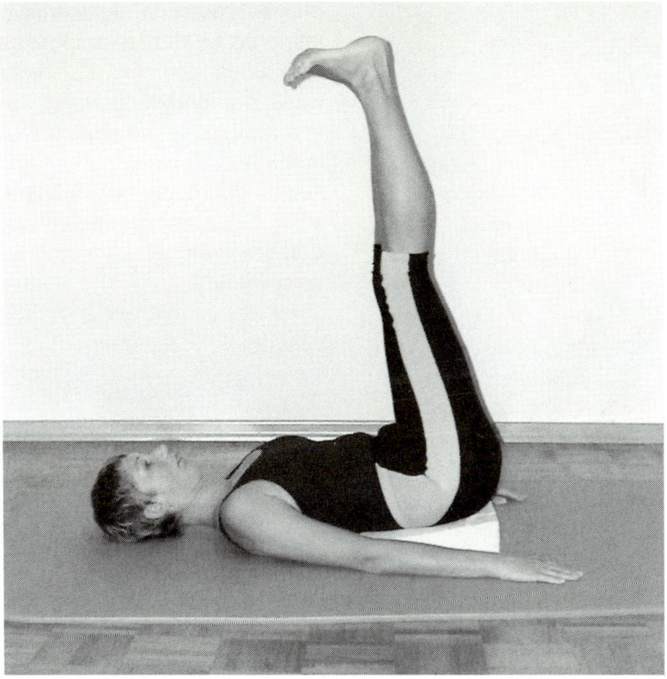

Ausgangsposition: Rückenlage, eventuell auf einem Keilkissen. Beide Beine werden senkrecht nach oben gestreckt, die Füße werden im Fußgelenk angewinkelt, die Arme liegen neben dem Körper am Boden.

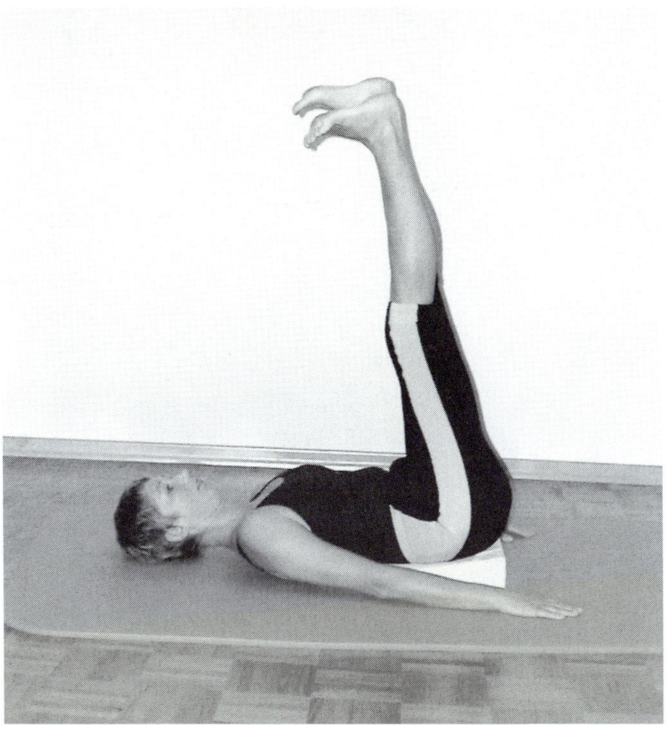

Ausatmend das linke Knie von der Beckenschaufel ausgehend nach oben rausstrecken. Wiederholung: rechtes Bein. 1 – 2 Minuten.

Übung 11

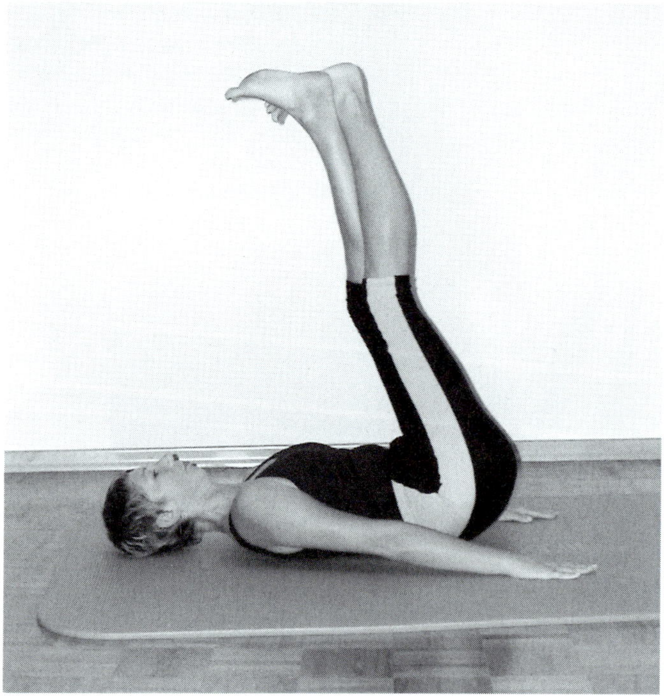

Ausgangsposition: Rückenlage, beide Beine werden senkrecht nach oben gestreckt, die Füße werden gekreuzt, die Arme liegen neben dem Körper am Boden.

Ausatmend Beckenbodenspannung aufbauen, die Fußkanten gegeneinander drücken und so versuchen, den Po vom Boden abzuheben. Einatmen in Ruheposition. 1 – 2 Minuten.

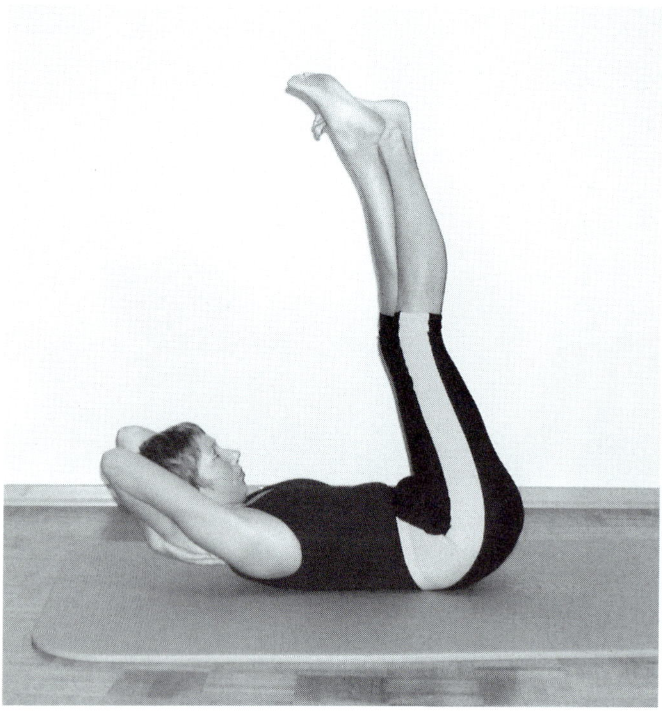

- **Variante:** Beide Hände liegen auf der Halswirbelsäule, die Unterarme stützen den Kopf. Ausatmend den Beckenboden anspannen, das Gesäß und den Kopf anheben. Einatmen in Ruhe. 1 – 2 Minuten.

Übung 12

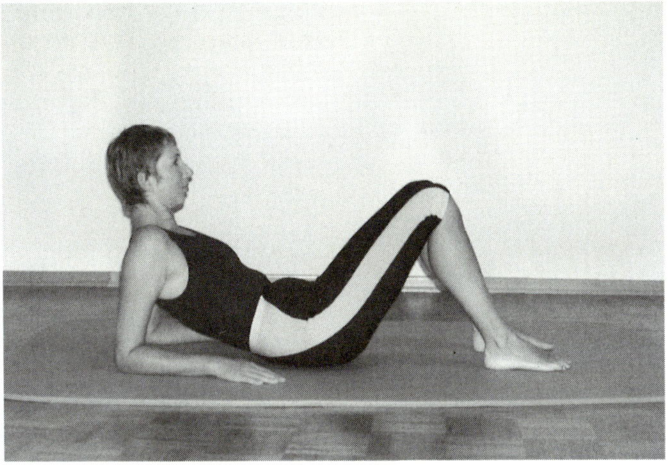

Ausgangsposition: Rückenlage mit hüftbreit angestellten Beinen und aufgestellten Ellenbogen.

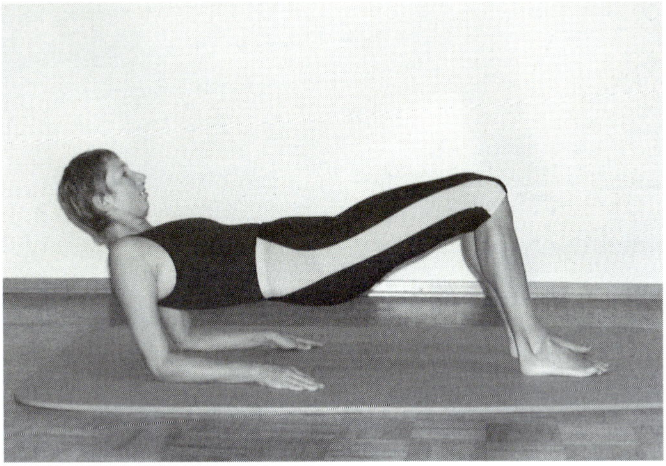

- Einatmen in Ruhe, ausatmend den Beckenboden anspannen und das Gesäß vom Boden abheben. 1 – 2 Minuten.

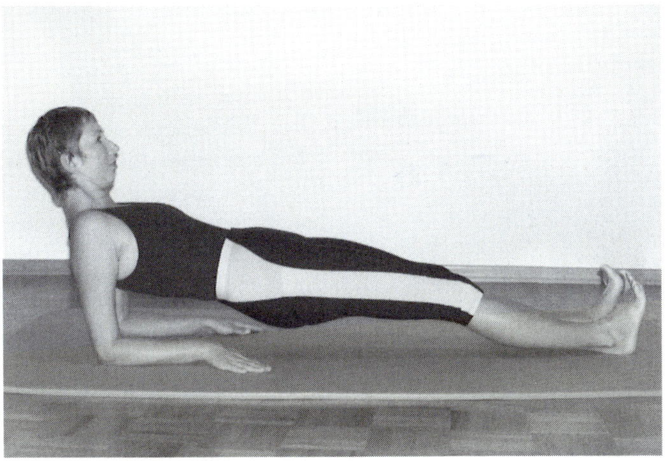

- **Variante:** Mit ausgestreckten Beinen und hochgezogenen Fußspitzen. 1 – 2 Minuten.

Übung 13

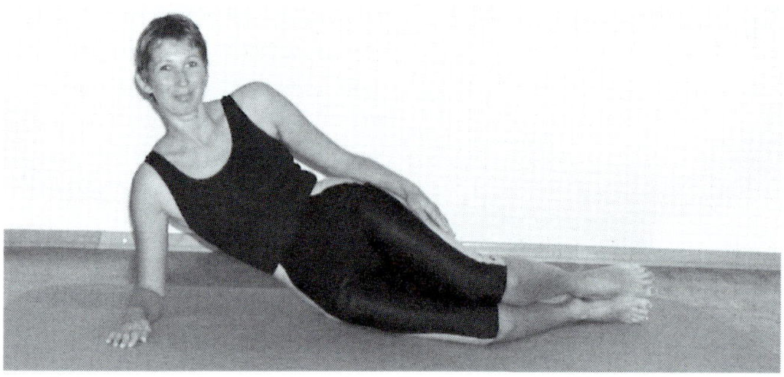

Ausgangsposition: Seitenlage, Kopf, Brustkorb und Becken liegen in einer Linie, die Knie sind leicht gebeugt, der angewinkelte untere Arm steht senkrecht unter der Schulter.

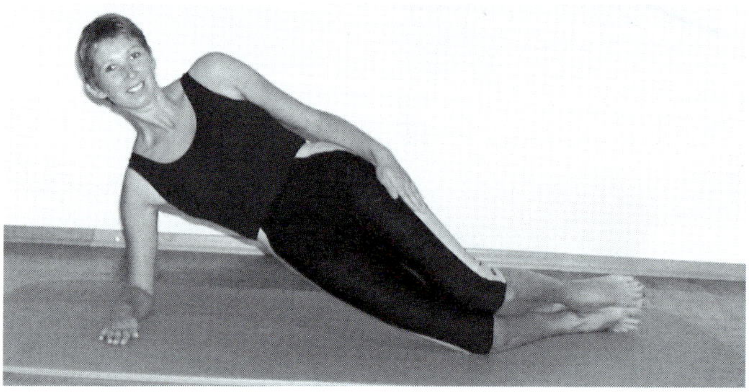

Einatmen in der Ausgangsposition, ausatmend das Schambein in Richtung Bauchnabel ziehen, den Beckenboden anspannen und das Becken von der Unterlage abheben. 1 – 2 Minuten.

Übung 14

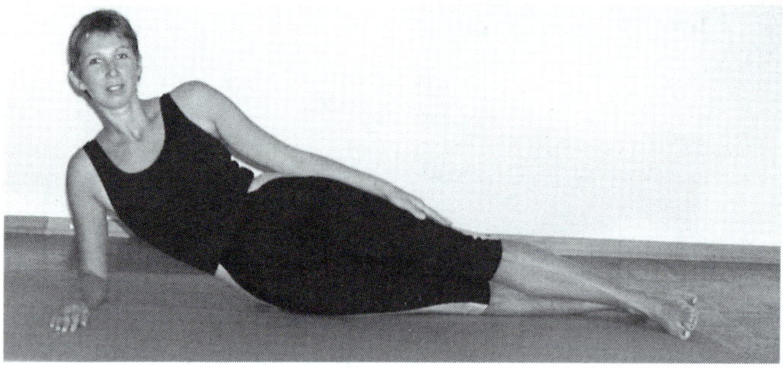

Ausgangsposition: Seitenlage. Kopf, Brustkorb und Becken liegen in einer Linie, die Beine sind gestreckt, der angewinkelte untere Arm steht senkrecht unter der Schulter.

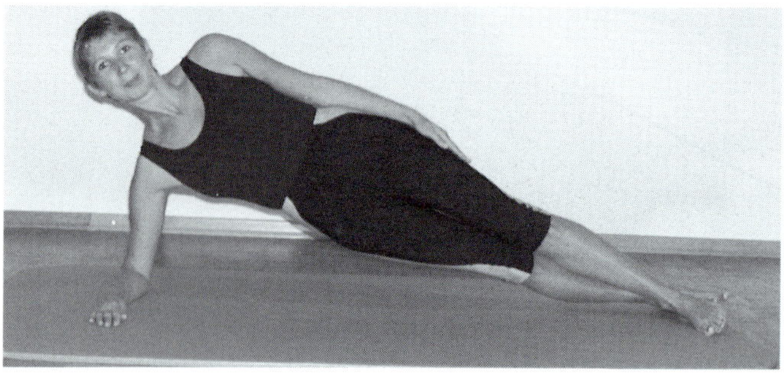

Einatmen in der Ausgangsposition, ausatmend den Beckenboden anspannen und das Becken und die Beine von der Unterlage abheben. 1 – 2 Minuten.

Übung 15

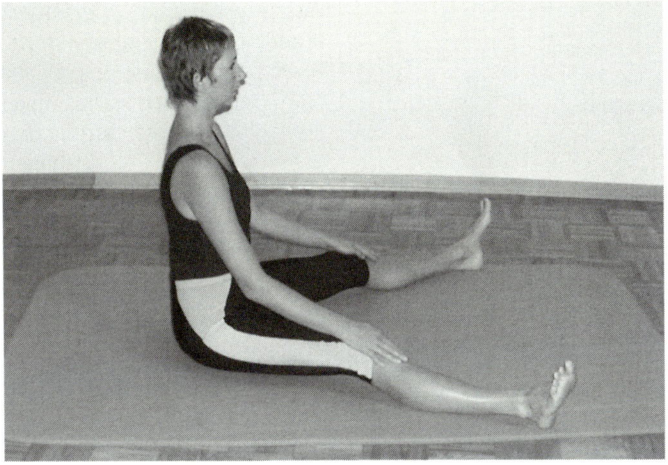

Ausgangsposition: Langsitz mit gegrätschten Beinen.

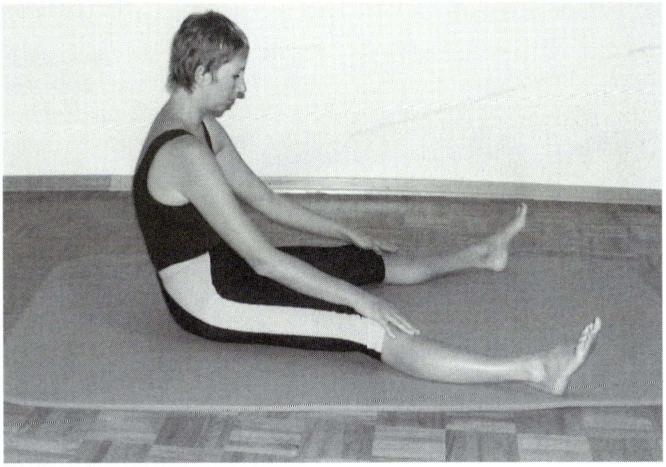

- Einatmend die Wirbelsäule strecken, ausatmend die Wirbelsäule runden, den Beckenboden anspannen und hochziehen. 2 Minuten.

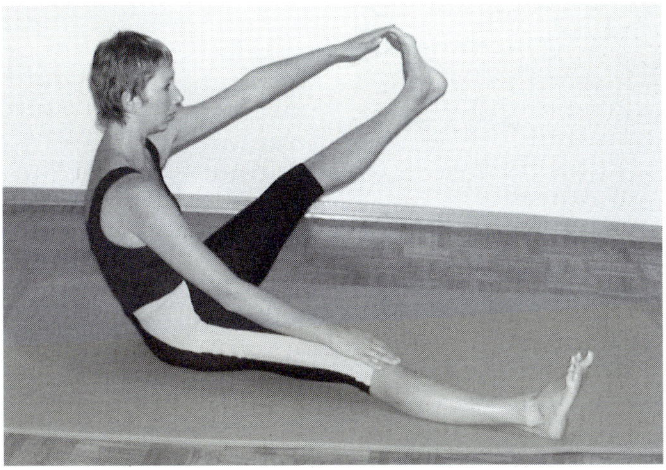

- Einatmend die Wirbelsäule strecken, während der Ausatmung den rechten Arm in Schulterhöhe über dem rechten Bein ausstrecken und den rechten Fuß zur rechten Hand anheben. Wiederholung: linker Fuß und linke Hand. 1 – 2 Minuten.

Übung 16

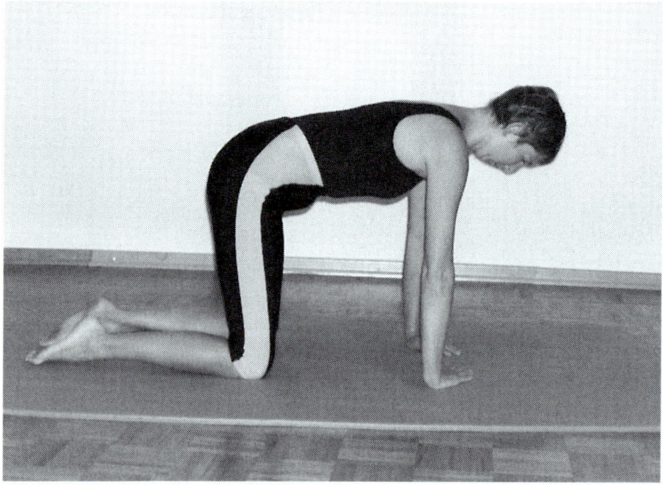

Ausgangsposition: Vierfüßlerstand, die Knie stehen hüftbreit auseinander, nicht ins Hohlkreuz fallen! Die Arme stehen senkrecht unter den Schultern, die Ellenbogen nicht durchdrücken, die Fingerspitzen weisen nach vorn oder leicht nach innen.

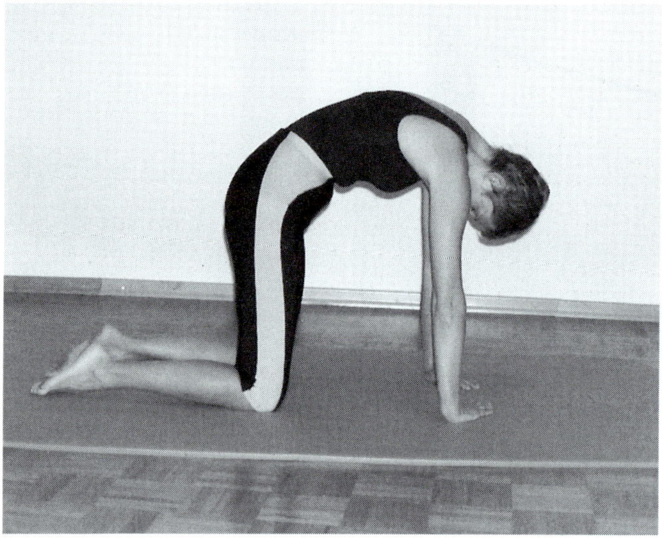

Einatmen in der Ausgangsposition, ausatmend den Kopf auf die Brust nehmen, das Becken in Richtung Nase ziehen, den Beckenboden anspannen. 2 Minuten.

Übung 17

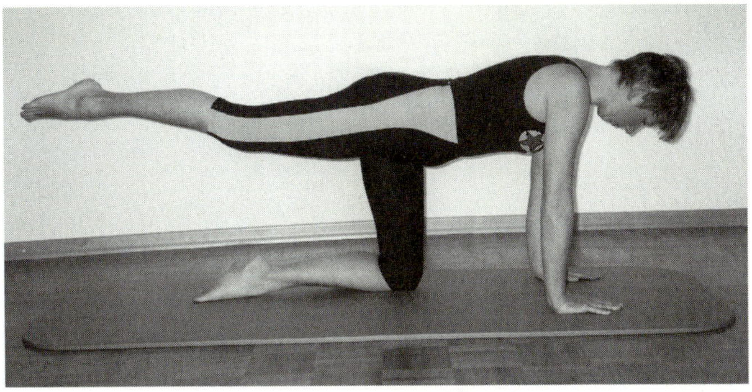

Ausgangsposition: Vierfüßlerstand, einatmend das linke Bein nach hinten wegstrecken.

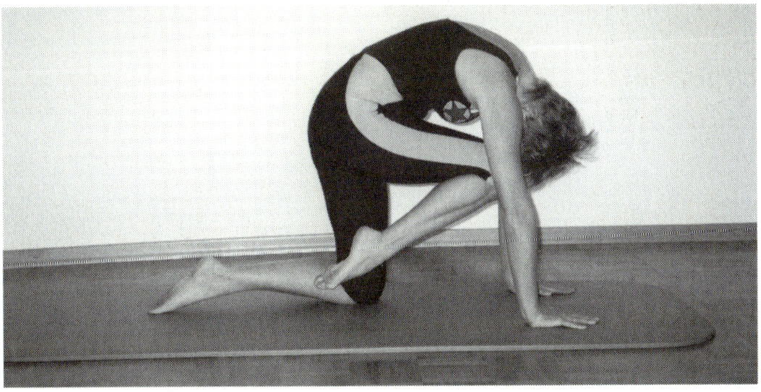

- Ausatmend den Kopf auf die Brust nehmen und das linke Knie zur Nase ziehen, den Beckenboden anspannen. 2 Minuten.

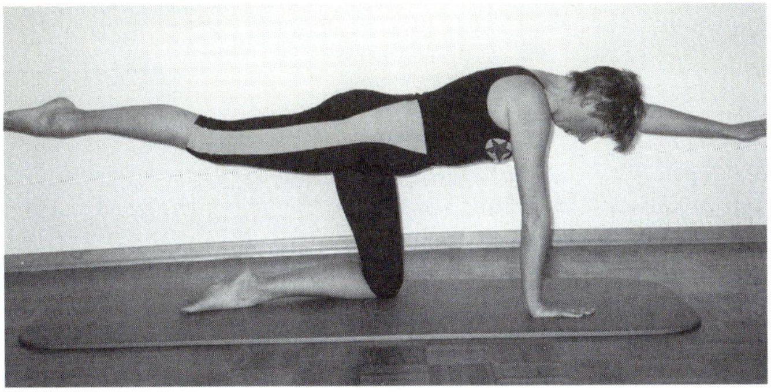

- **Variante:** Einatmend mit geradem Rücken das linke Bein und den rechten Arm strecken.

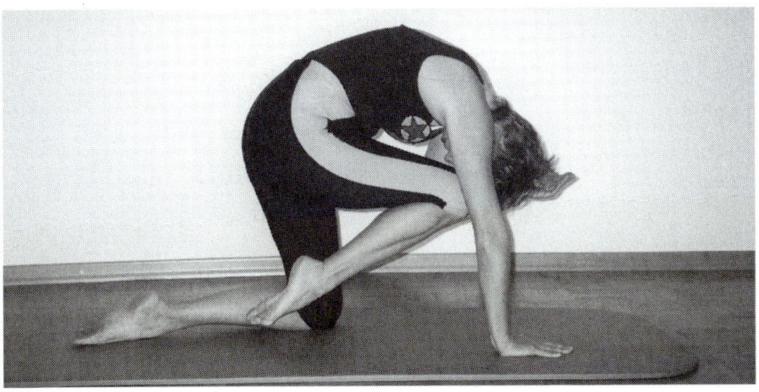

- Ausatmend die Wirbelsäule runden, das linke Knie zur Stirn ziehen, den rechten Ellenbogen zum linken Knie ziehen, den Beckenboden anspannen. 1 Minute mit dem linken Bein und 1 Minute mit dem rechten Bein.

Übung 18

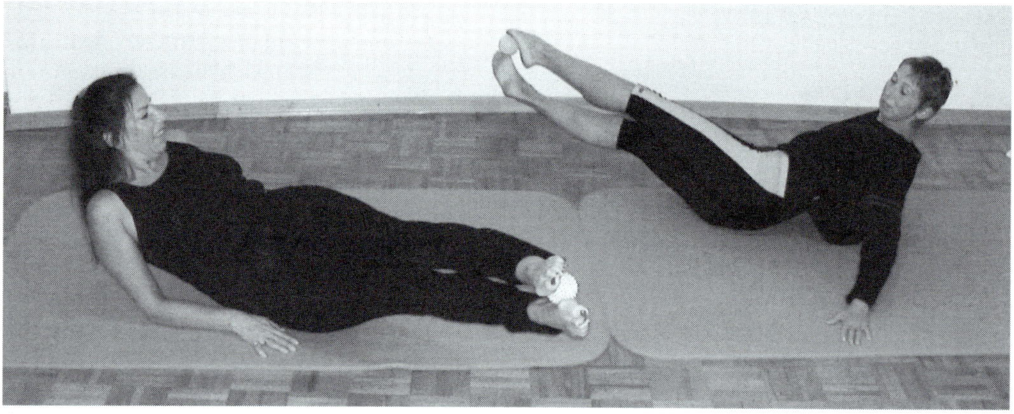

Ausgangsposition: Rückenlage mit aufgestützten Unterarmen. Die Beine sind angezogen, die Füße halten einen Ball fest.

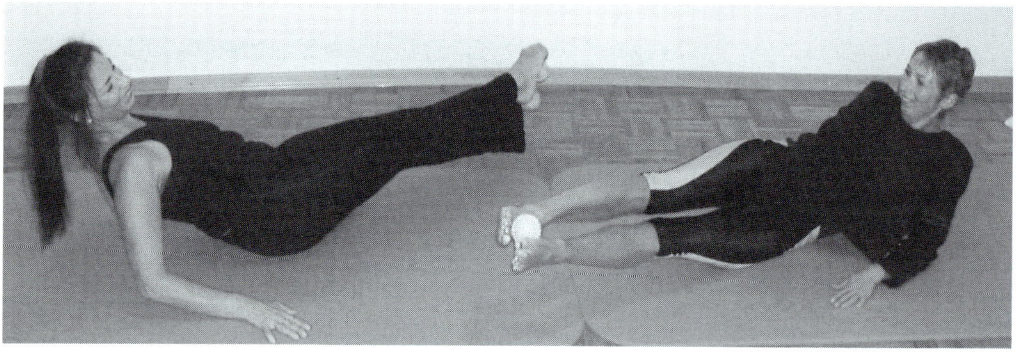

- Einatmen in Ruheposition. Ausatmend die rechte Pobacke von der Unterlage abheben, die Beine nach links strecken und den Ball dreimal durch die Luft kreisen. Während der Übung weiteratmen. Wiederholung: rechte Seite. 2 Minuten.

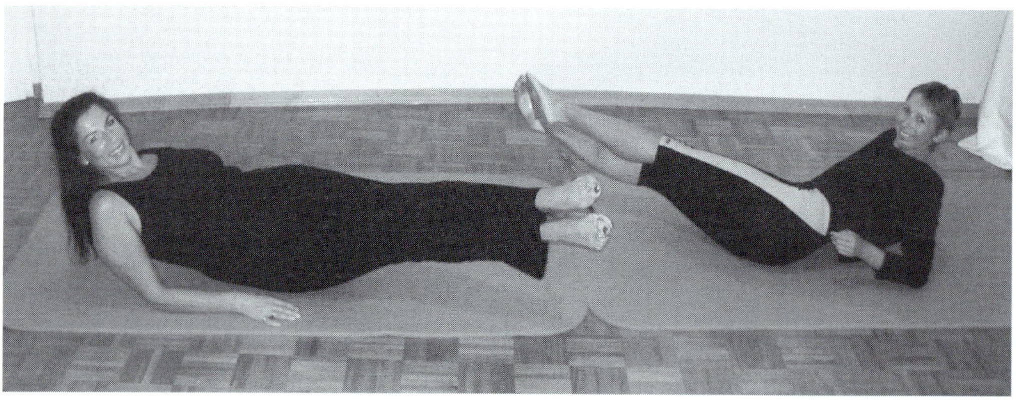

- **Variante:** Als Paarübung mit Tauziehen.

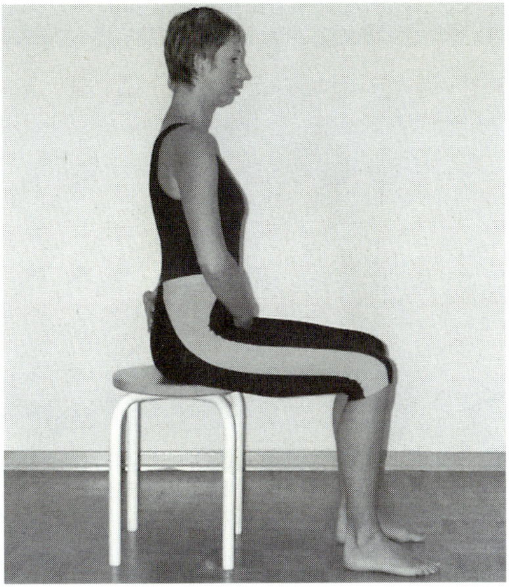

Beckenbodengymnastik auf dem Hocker

Ausgangsposition: Auf dem Hocker sitzen, dabei stehen die Füße hüftbreit auseinander. Der Oberkörper ist gerade aufgerichtet, die Halswirbelsäule gestreckt, die Schultern entspannt hängen lassen.
Handhaltung: Eine Hand liegt an der Oberkante des Schambeins, die andere Hand auf dem Kreuzbein.

Übung 1

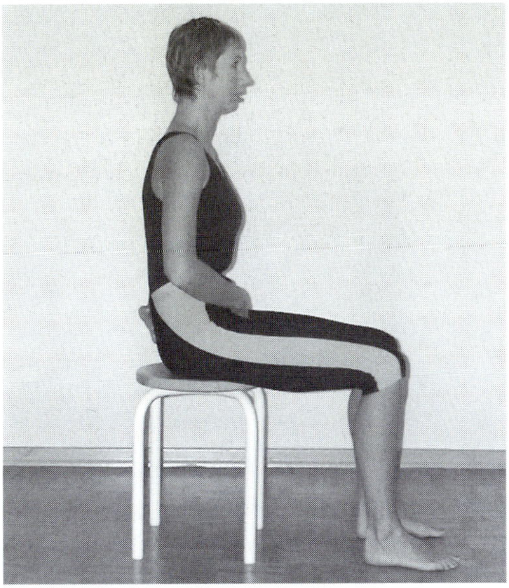

- Mit rundem Rücken auf der vorderen Sitzfläche des Hockers sitzen, das Becken ist aufgerichtet, Sie sitzen hinter Ihren Sitzbeinhöckern:
  Einatmen in Ruhe, ausatmend die Harnröhre und Scheide fest verschließen, das Schambein in Richtung Bauchnabel ziehen.

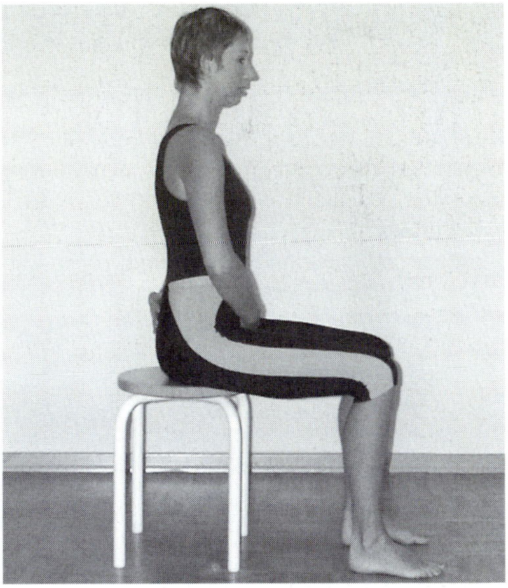

- Einatmend die Wirbelsäule gerade aufrichten, so dass Sie direkt auf Ihren Sitzbeinhöckern sitzen.
  Die Sitzbeinhöcker zueinander ziehen, den Schließmuskel fest verschließen, den hinteren Teil des Beckenbodens um das Steißbein herum anspannen und zum Kreuzbein hochziehen.

Übung 2

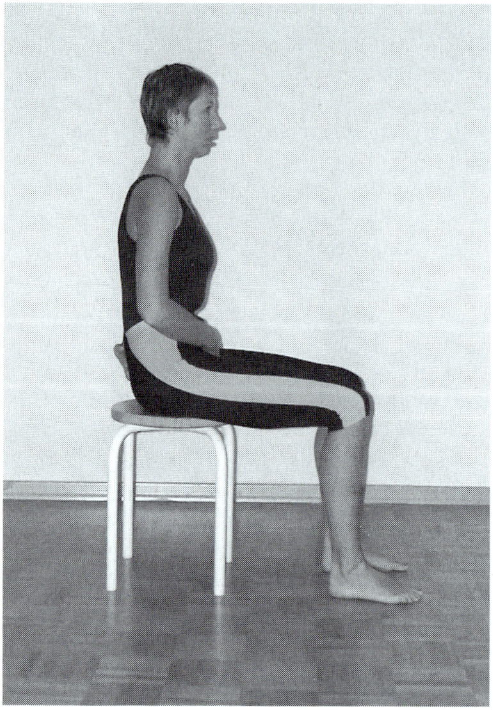

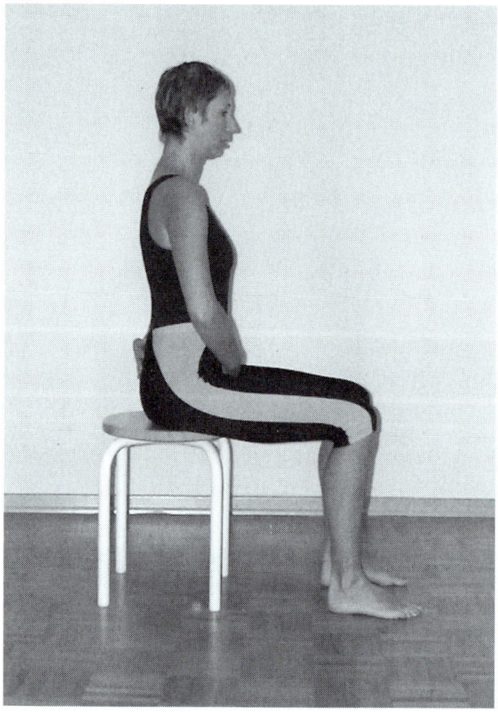

- Ausatmend mit angespanntem Beckenboden das Becken erneut aufrichten, den Rücken runden, Sie sitzen wieder hinter Ihren Sitzbeinhöckern.
- Einatmend sich aufrichten und nach und nach den Beckenboden entspannen.

- Als Abschluss der Übung kurz in die Hände klatschen und gleichzeitig die Scheidenwände wie bei einem Kuss zusammenziehen!

Übung 3

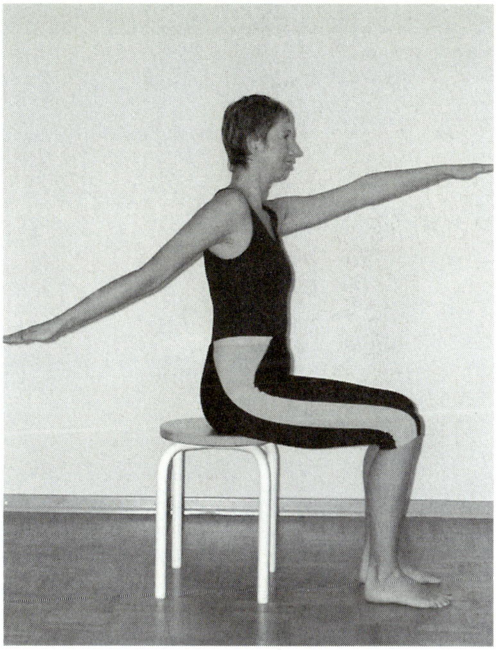

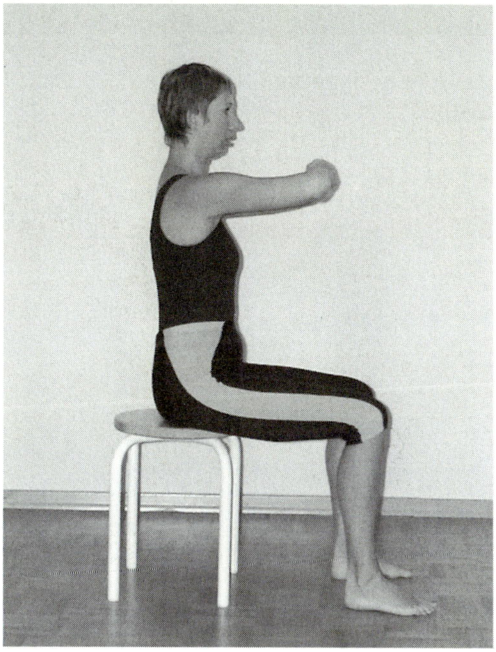

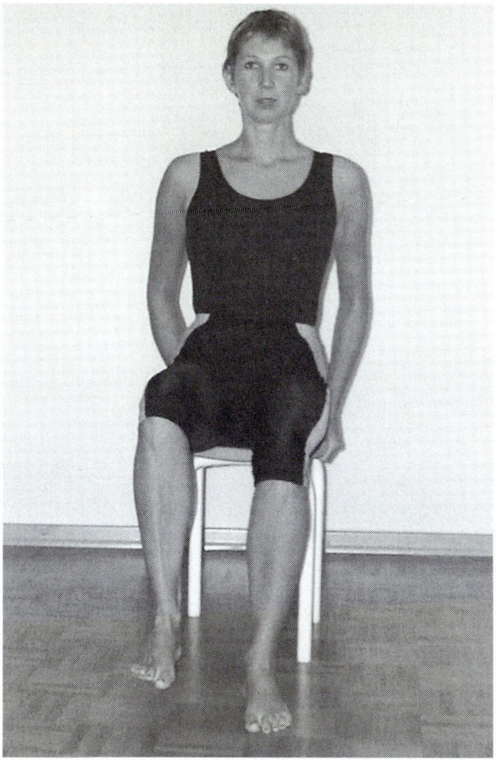

Atemführung:

- Ausatmend das Becken aufrichten, den Rücken runden.
- Einatmend das Becken kippen, den Rücken aufrichten.

Handhaltungen:

- Die Hände fassen unter die Sitzfläche.
- Die Arme schwingen neben dem Körper.
- Die Unterarme liegen in Brusthöhe übereinander.
- Für weitere Handhaltungen sind Ihrer Fantasie keine Grenzen gesetzt. Z. B. die Arme werden waagerecht zur Seite gestreckt, die Hände werden leicht in die Taille gestemmt, die Hände liegen auf den Schultern usw.

Fußhaltung:

- Während der Anspannung den linken Fuß vom Boden abheben. Wiederholung: rechter Fuß.

Übung zur Stabilisierung der Symphyse

Übung 1

Ausgangsposition im Stehen, die Füße stehen hüftbreit nebeneinander.
In kleinen Schritten bewegen sich die Zehenspitzen aufeinander zu und zurück in die Ausgangsposition.
Diese Übung ist am schönsten bei flotter Musik!

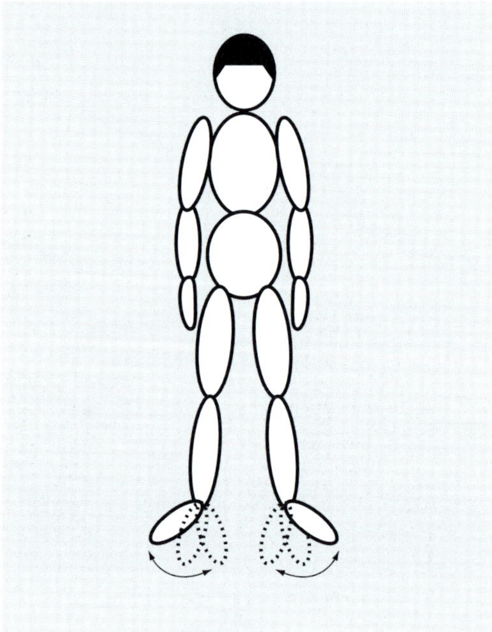

Übung für die Brustmuskulatur

Übung 1

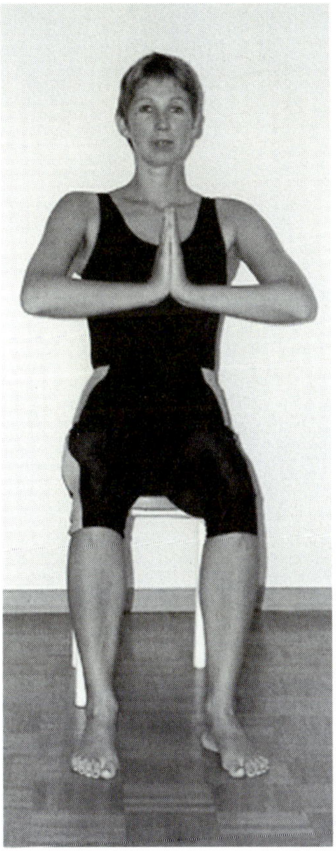

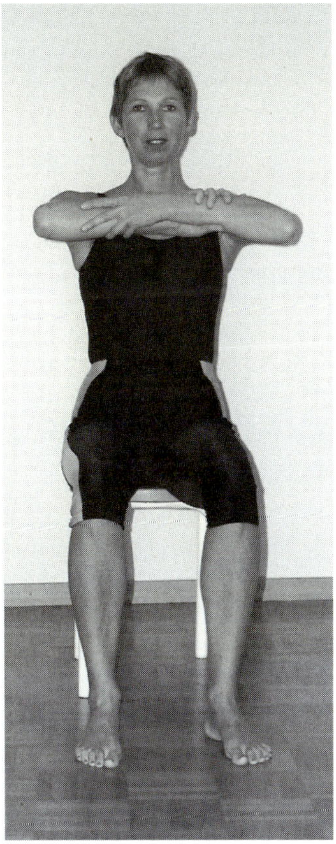

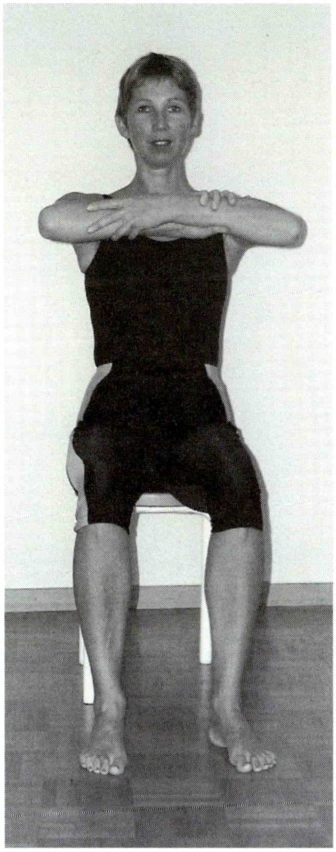

Ausgangsposition: Im Sitzen oder Stehen:

- Die Handflächen vor der Brust zusammenlegen und während der Ausatmung die Handballen fest zusammendrücken. Einatmend die Spannung lösen. 1 – 2 Minuten.
- Die Hände umfassen die Unterarme. Ausatmend die Ellenbogen *zueinanderschieben.* Einatmend die Spannung lösen. 1 Minute.
- Die Hände umfassen die Unterarme. Ausatmend die Ellenbogen *nach außen schieben.* Einatmend die Spannung lösen. 1 Minute.

Übungen für die schlanke Taille

Übung 1

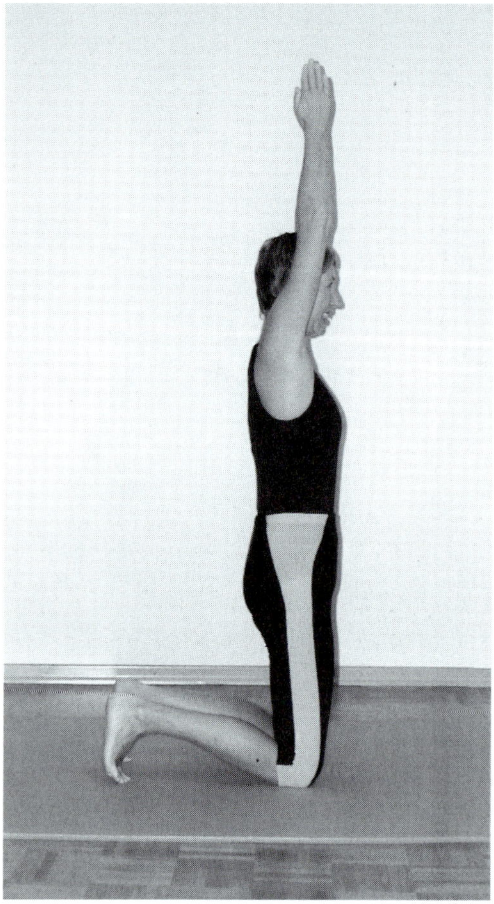

Ausgangsposition: Kniestand, die Arme sind nach oben ausgestreckt, die Hände werden fest zusammengedrückt.

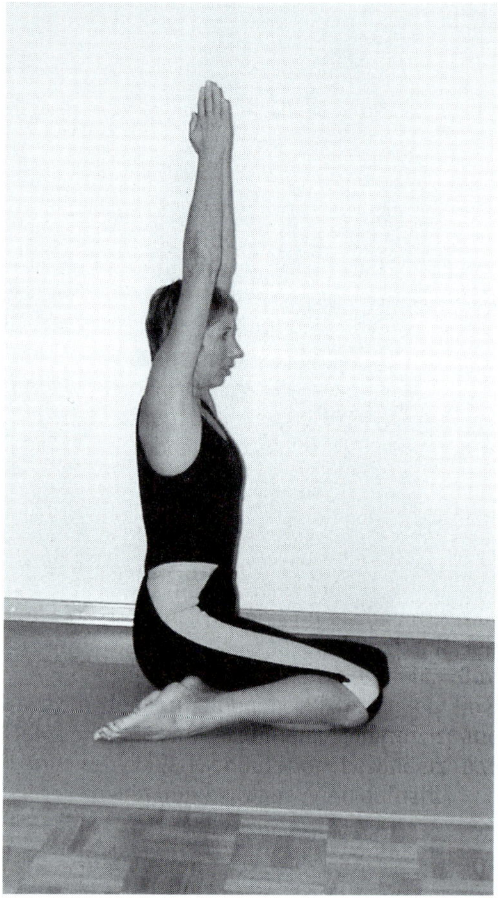

Einatmend das Gesäß links neben den Beinen absetzen, ausatmend wieder hochkommen in den Kniestand. Wiederholung rechts. 1 – 2 Minuten.

Übung 2

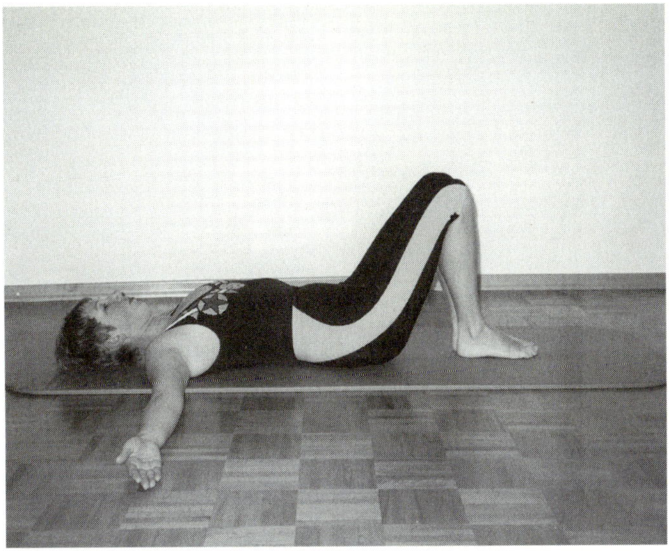

Ausgangsposition: Rückenlage mit angestellten Beinen, die Arme liegen in Schulterhöhe ausgestreckt am Boden.

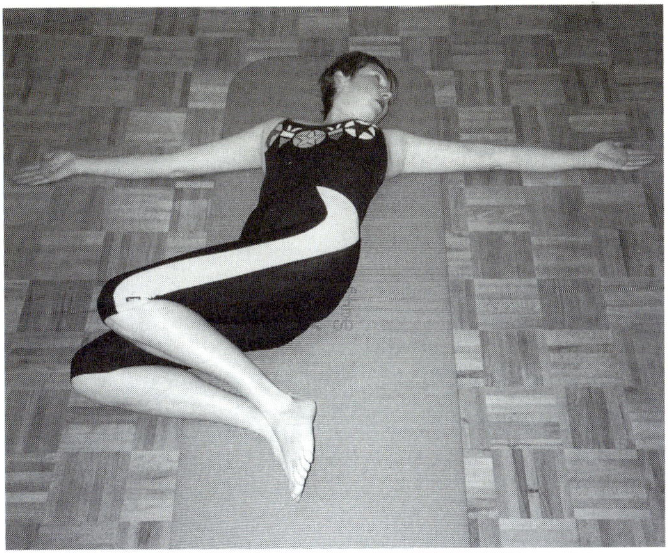

Einatmen in Ruheposition, ausatmend die Knie geschlossen zur linken Seite ablegen, der Kopf dreht nach rechts. In der Ausgangsposition einatmen. Ausatmend die Wiederholung: beide Knie rechts und Kopf links. 2 Minuten.

Übung 3

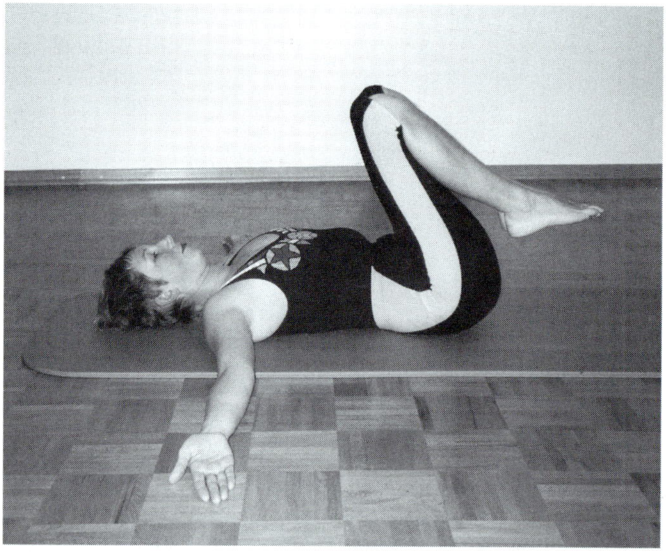

Ausgangsposition: Rückenlage mit zur Brust hochgezogenen Knien, die Arme liegen in Schulterhöhe nach rechts und links ausgestreckt am Boden.

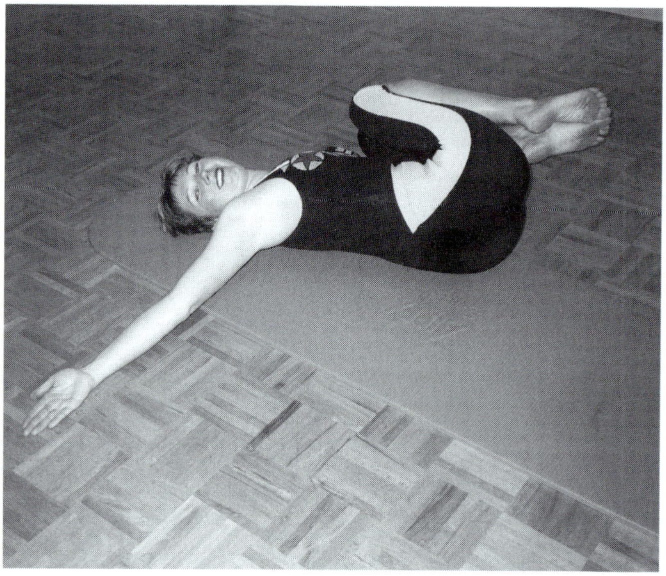

Einatmen in Ruheposition, während der Ausatmung beide Knie geschlossen hochziehen zur linken Schulter, den Kopf dabei nach rechts drehen. Einatmend die Knie und den Kopf wieder zur Mitte bringen. Wiederholung: beide Knie zur rechten Schulter, Kopf nach links drehen. 2 Minuten.

Übungen für die Stabilisierung der Hüfte

Übung 1

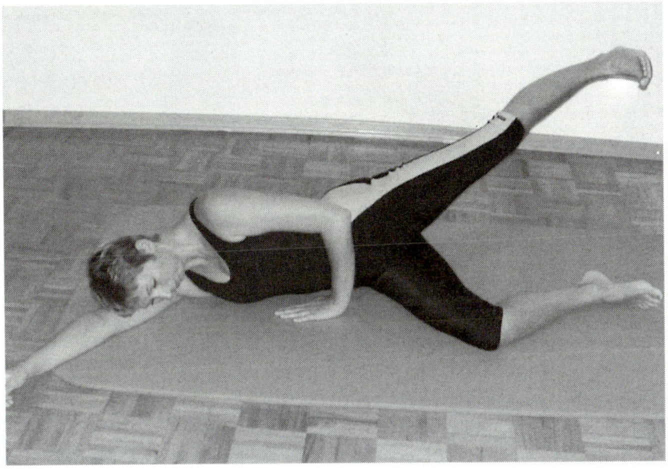

Ausgangsposition: Seitenlage, das untere Bein ist leicht angewinkelt, der untere Arm liegt gestreckt unter dem Kopf, der obere Arm ist vor dem Körper abgestellt.

- Einatmen in der Ruheposition, ausatmend das oben liegende Bein nach oben hinten wegstrecken und dabei die Ferse kräftig rausschieben. 1–2 Minuten. Wiederholung auf der anderen Seite.

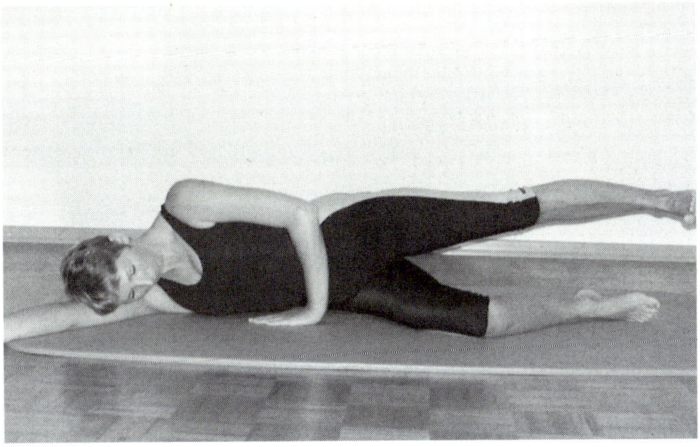

- Das oben liegende Bein in 3 langsamen Intervallen auf und ab bewegen.

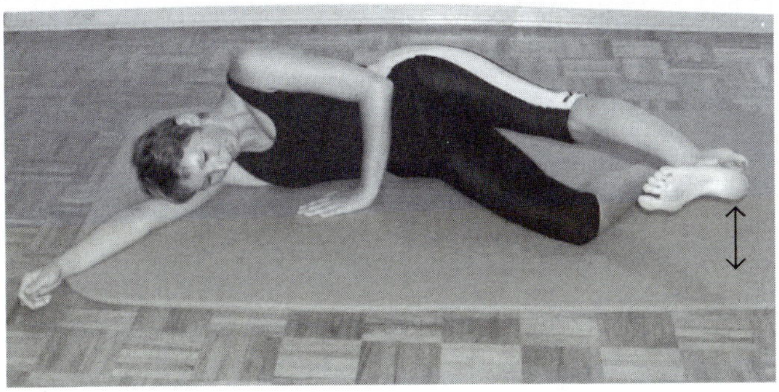

- Das oben liegende Bein auf- und abschwingend vor- und zurückbewegen.

Übung 2

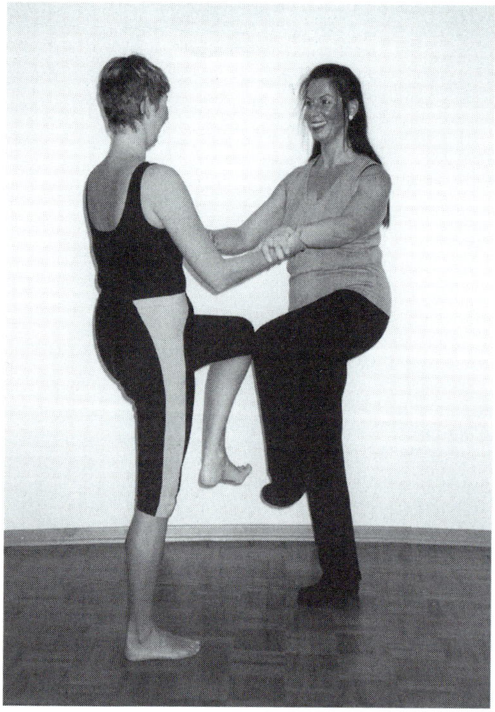

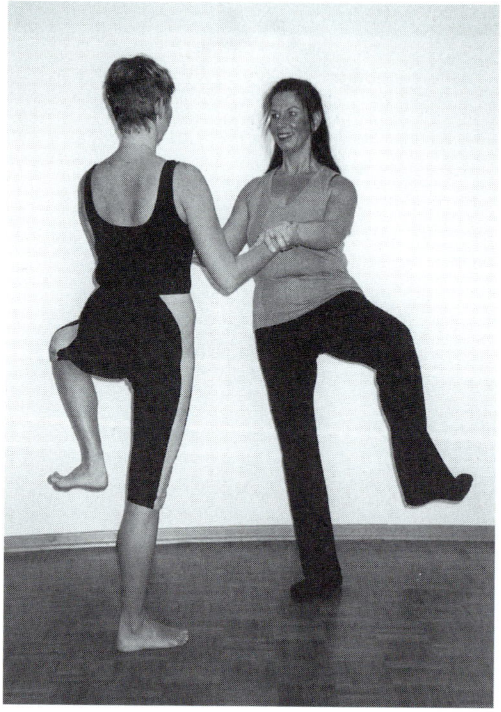

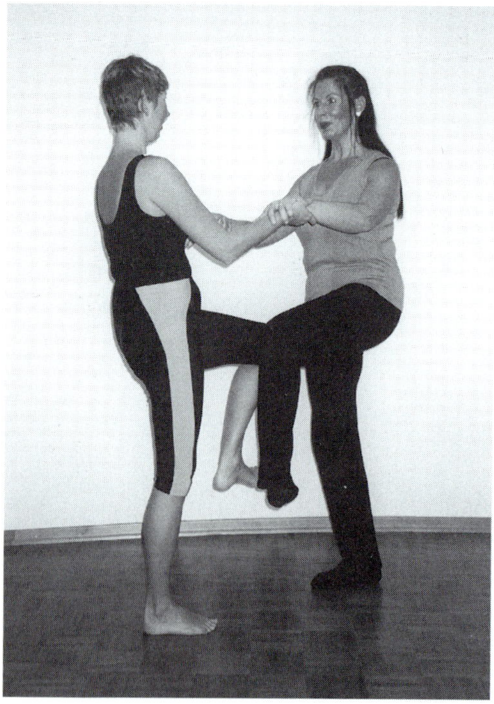

Paarübung:

- Zwei Frauen stehen sich gegenüber und reichen sich die Hände im Artistengriff: Beide heben ihr linkes Bein an.
- Beide drehen ihr linkes Bein nach außen.
- Beide stellen ihr linkes Bein seitlich vom Körper ab.
- Beide heben dann das linke Bein erneut an und bringen es zurück in die Ausgangsposition. 2 Minuten mit dem linken Bein und 2 Minuten mit dem rechten Bein üben.

Diese Übung ist wunderschön mit einem flotten 4/4 Takt. *Anheben, nach außen drehen, absetzen-anheben, nach innen drehen, absetzen.*

- **Variante:** Die Frauen drücken über mehrere Atemzüge hinweg die Knieinnenseiten gegeneinander und ziehen ihre Fußspitzen dabei hoch.

Übung 3

Rückenrolle an der Wand

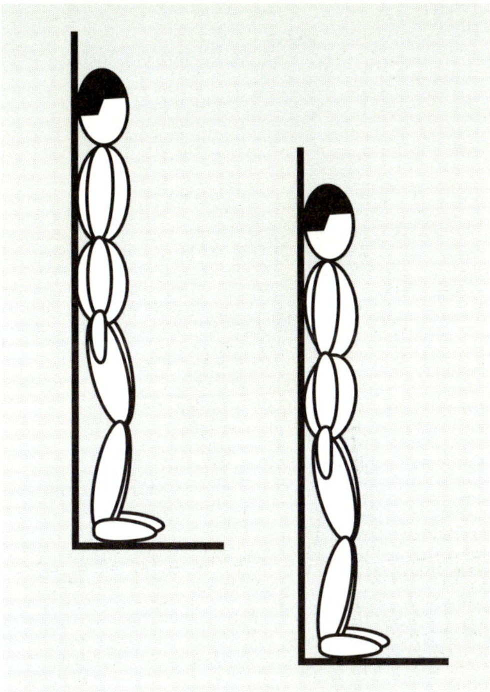

Ausgangsposition: Stehen mit hüftbreit auseinander gestellten Füßen und weichen Knien mit dem Rücken an einer Wand. Die Füße sind eine Fußbreite von der Fußleiste entfernt.

- Einatmend leicht ins Hohlkreuz gehen, das Becken kippen, so dass ein Raum zwischen Wand und Rücken entsteht. Ausatmend das Becken aufrichten, den Rücken an die Wand drücken und gleichzeitig den Beckenboden anspannen und hochziehen. 2 – 3 Minuten.

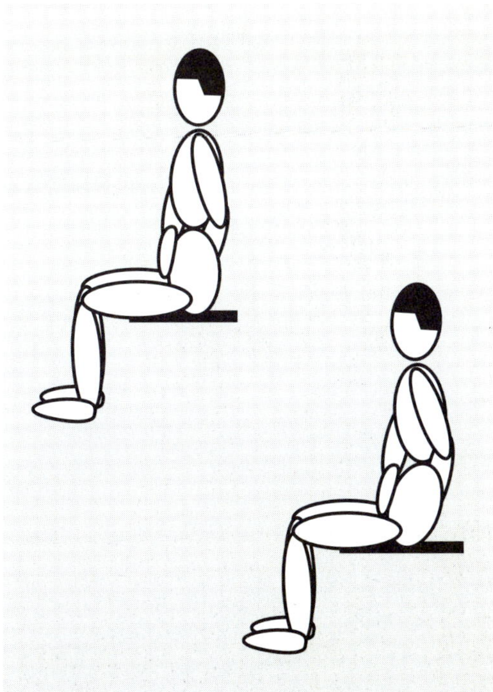

- Den gleichen Übungsablauf kann man im Sitzen vollziehen. Sie sitzen auf der vorderen Hälfte der Sitzfläche eines Hockers. Eine Hand liegt auf dem Unterbauch, die andere Hand ruht am Kreuzbein.

Einatmend ein leichtes Hohlkreuz machen, das Becken kippt nach hinten. Ausatmend das Becken aufrichten, die Wirbelsäule strecken und den Beckenboden anspannen. 2 – 3 Minuten.

Übung 4

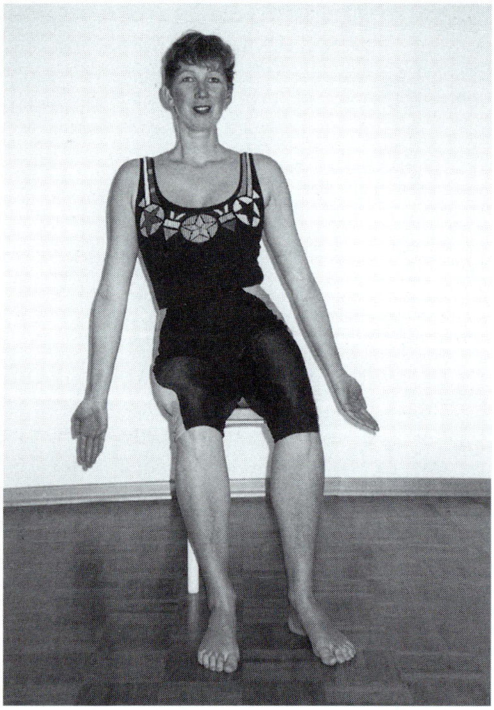

Seitliche Beckenschaukel

Ausgangsposition: Sitzen auf der vorderen Hälfte der Sitzfläche eines Hockers, die Füße sind hüftbreit abgestellt, die Arme hängen neben dem Körper, die Handflächen weisen nach vorne.

Einatmen in Ruhe, ausatmend wechselseitig eine Gesäßhälfte etwas von der Sitzfläche abheben, ohne dabei in der Hüfte einzuknicken. 2 – 3 Minuten.

Übung 5

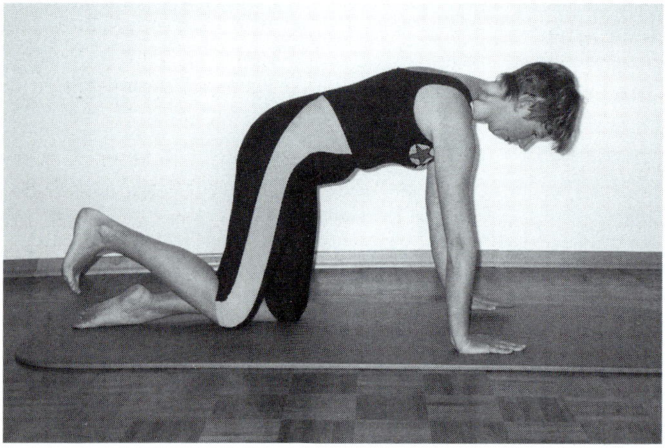

Ausgangsposition: Vierfüßlerstand mit geradem Rücken.

- Wechselseitig die Hände in einem rhythmischen Gehtempo etwas von der Unterlage abheben.
- Nun werden auch die Knie mit einbezogen, d. h. die linke Hand und das rechte Knie heben vom Boden ab, wechselseitig die rechte Hand und das linke Knie. Während dieser Übung gleichmäßig weiteratmen. 2 – 3 Minuten.

Übung 6

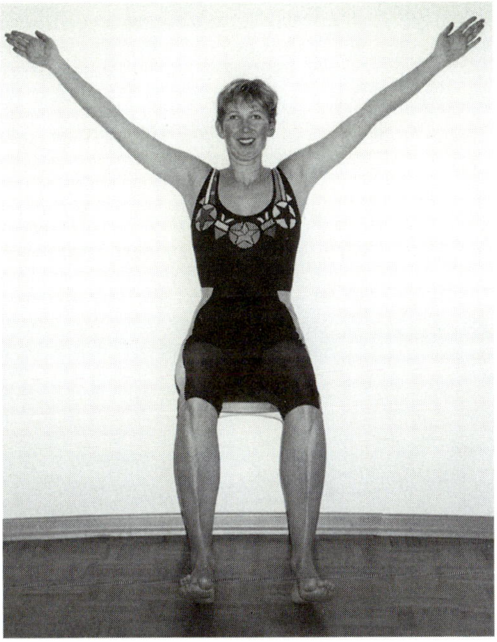

Übung zur Stabilisierung der Rückenmuskulatur

Ausgangsposition: Sitzen auf einem Hocker vor einer Wand. Das Gesäß und der Rücken sind vollständig an die Wand gelehnt. Beide Arme liegen leicht vom Körper abgespreizt mit den Handrücken an der Wand.

- Einatmen in Ruhe, ausatmend beide Arme gleichzeitig nach hinten an die Wand drücken, als wollten Sie die Wand wegschieben. 2 Minuten.
- **Variante:** Sie können die Übung erschweren, indem Sie während der Anspannung einen oder beide Arme kraftvoll an der Wand entlang nach oben schieben und anschließend wieder herunterschieben. Zur kraftvolleren Anspannung der Beckenbodenmuskulatur können Sie zusätzlich Ihre Fußspitzen anheben und die Fersen fest in den Boden drücken.

Übung 7

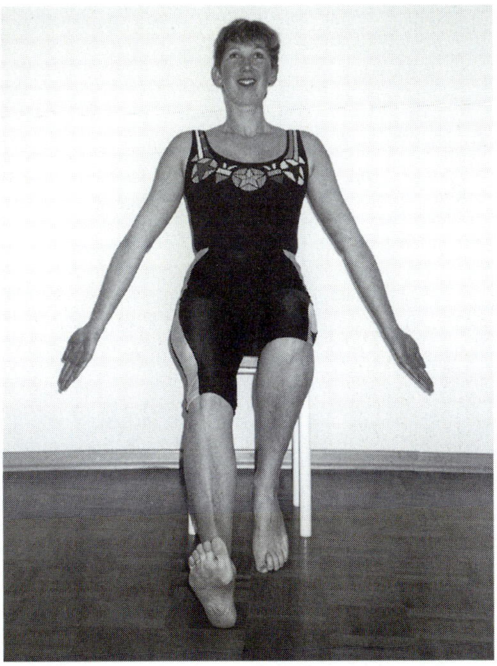

Übung für die geraden Bauchmuskeln

> Diese Übung bitte nur am Ende des Kurses durchführen und auch nur mit den Frauen, bei denen keine Rektusdiastase mehr vorliegt.

Ausgangsposition: Sitzen auf einem Hocker. Die Füße stehen hüftbreit fest auf dem Boden. Die Arme werden neben dem Körper mit den Handflächen nach vorn gedreht. Die Wirbelsäule ist gestreckt und leicht nach hinten gelehnt.

Die Beine vollziehen jetzt einen »Hacke-Spitze-Tanz«. Ein Bein wird gestreckt und tippt mit der Ferse auf den Boden, das andere Bein wird gleichzeitig angezogen und berührt mit der Fußspitze den Boden. Dieses im Wechsel über ca. 1 – 2 Minuten. Schön ist diese Übung mit flotter Musik.

Rückbildungsyogaset 1

Übung 1

Ausgangsposition: Rückenlage, beide Arme liegen hinter dem Kopf auf dem Boden ausgestreckt.
Ausatmend den Beckenboden anspannen und den linken Arm und das rechte Bein strecken. Einatmend entspannen. Wiederholung: rechter Arm, linkes Bein. 2 – 3 Minuten.

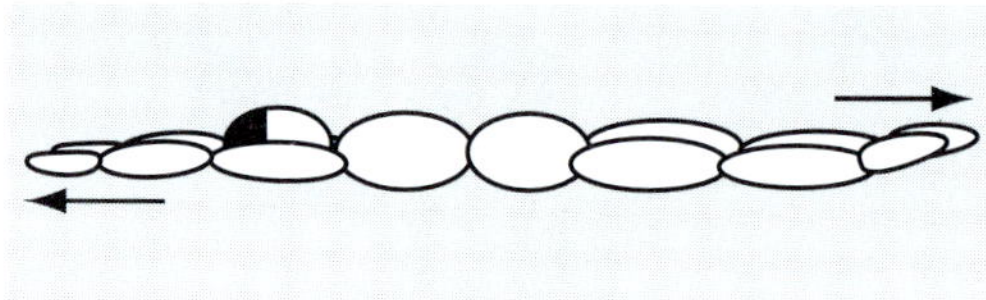

Übung 2

Ausgangsposition: Rückenlage.
Einatmen im Hohlkreuz. Ausatmend die Wirbelsäule auf den Boden rollen, das Becken aufrichten und den Beckenboden anspannen. 2 – 3 Minuten.

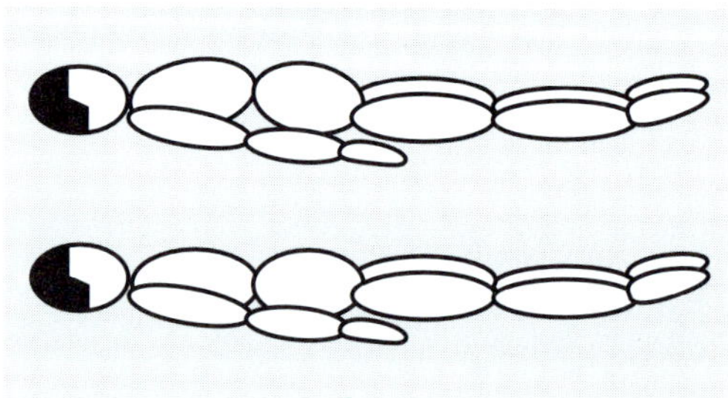

Übung 3

Ausgangsposition: Rückenlage, die Arme sind zu den Seiten ausgestreckt, die Knie sind zur Brust gezogen.

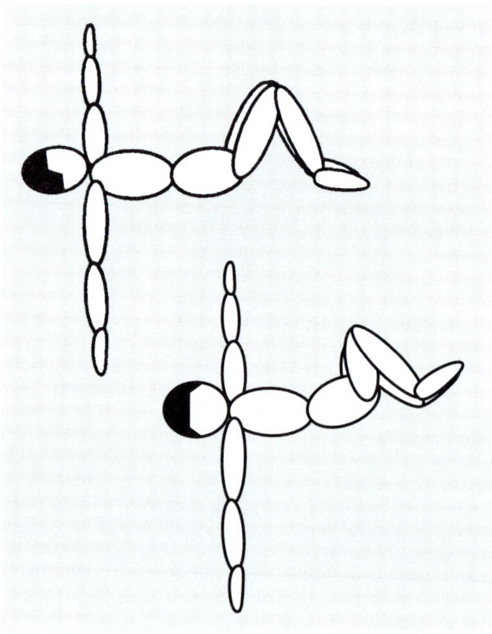

Ausatmend die Knie und Oberschenkel auf der linken Seite ablegen. Der Kopf dreht nach rechts. Einatmend zur Mitte zurückkommen. Wiederholung: rechte Seite, Kopf dreht nach links. 2 – 3 Minuten.

Übung 4

Ausgangsposition: Kniestand, die Arme sind nach oben ausgestreckt, die Handflächen liegen aneinander.

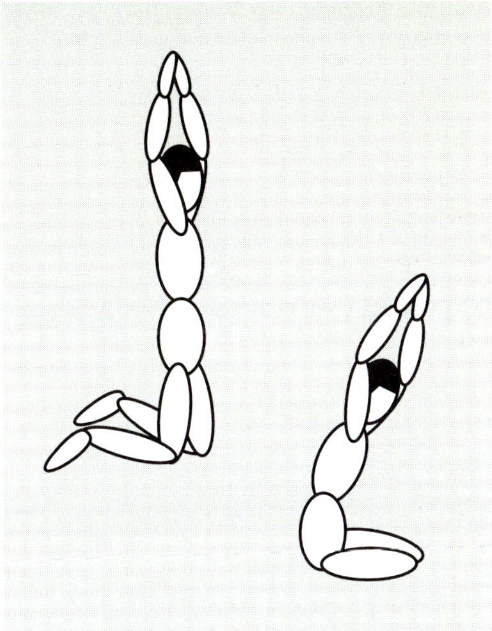

Ausatmend das Gesäß links neben den Beinen absetzen. Einatmend hochkommen in den Kniestand. Wiederholung: rechts. 2 – 3 Minuten.

Übung 5

Ausgangsposition: Kniestand, die Knie sind hüftbreit aufgestellt.

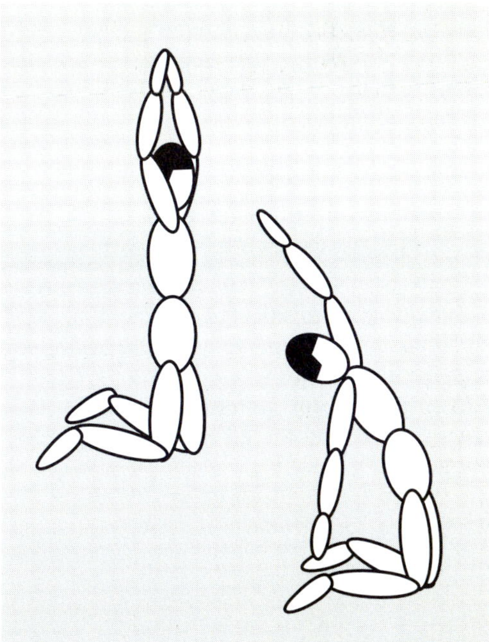

Einatmen in der Ausgangsposition, atmend berührt die linke Hand den rechten Fuß; der rechte Arm wird über den Kopf nach oben ausgestreckt! Im Wechsel, rechte Hand, linker Fuß. 1 – 2 Minuten.

Übung 6

Ausgangsposition: Vierfüßlerstand, das linke Bein ist gerade nach hinten weggestreckt.

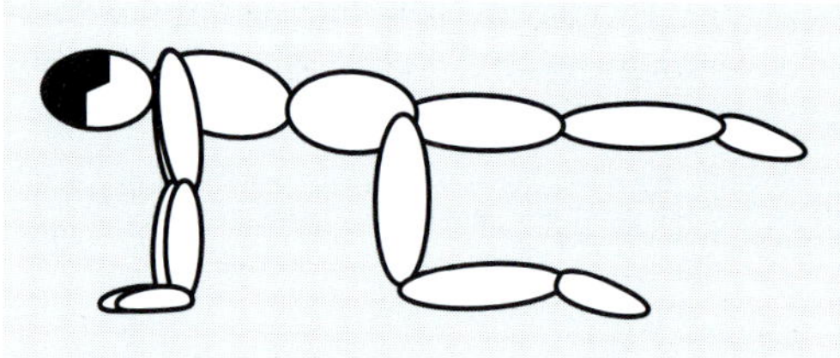

Einatmen in der Ausgangsposition, ausatmend den Kopf auf die Brust nehmen und das linke Knie zur Nase ziehen, den Beckenboden anspannen. 2 Minuten.

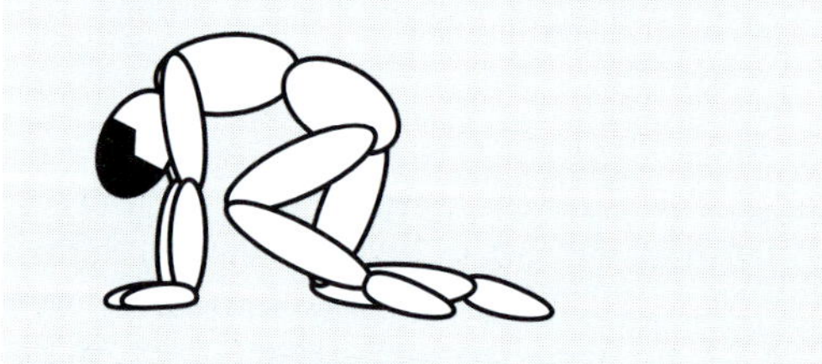

Übung 7

Ausgangsposition: Rückenlage mit eng an den Po angestellten Füßen. Mit beiden Händen die Fußgelenke ergreifen.

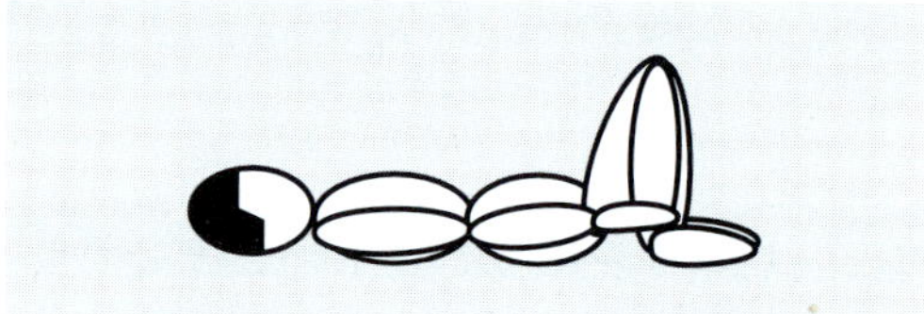

Einatmend leicht ins Hohlkreuz gehen, während der Ausatmung das Becken zur schiefen Ebene anheben, ohne dabei ins Hohlkreuz zu fallen. 2 – 3 Minuten.

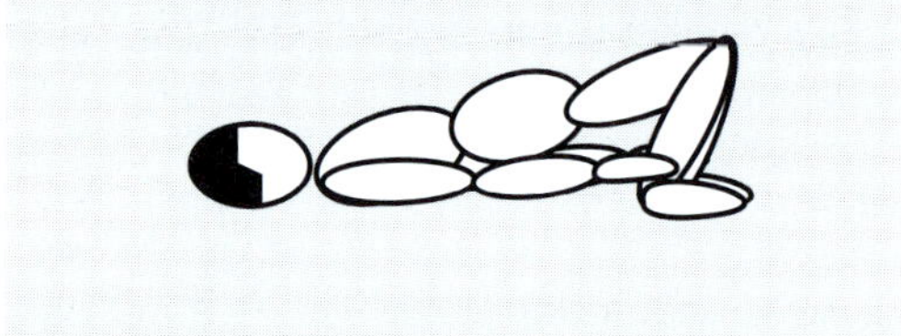

Übung 8

Ausgangsposition: Rückenlage, die Knie sind zur Brust gezogen und werden mit beiden Armen umfasst.
Einatmend auf der ganzen Wirbelsäule nach hinten rollen, ausatmend nach vorn. 1 – 2 Minuten.

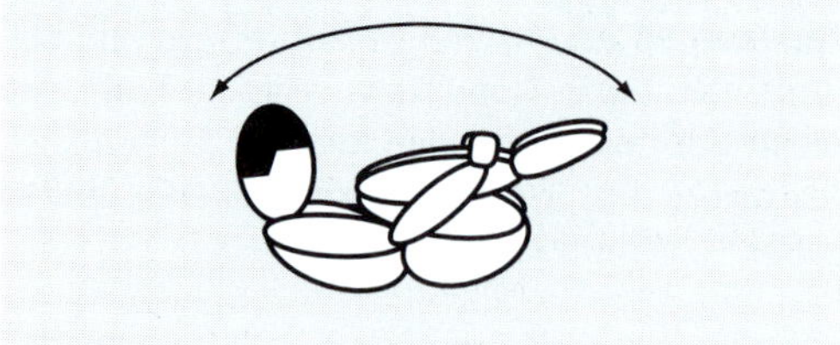

Rückbildungsyogaset 2

Diese Übungen können erst durchgeführt werden, wenn die Frauen ihren Beckenboden während der Übungen mühelos halten können und bei ihnen keine Rektusdiastase vorliegt.

Übung 1

Ausgangsposition: Rückenlage.

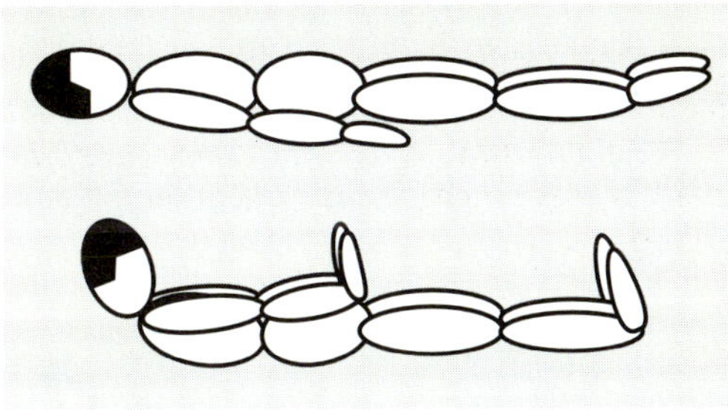

Ausatmend die Füße zum Körper ziehen, die Wirbelsäule auf den Boden rollen, den Beckenboden anspannen, das Kinn zur Brust nehmen, Schultern und Arme anheben, die Hände im Handgelenk hochziehen. Einatmend entspannen.
2–3 Minuten wiederholen.

Übung 2

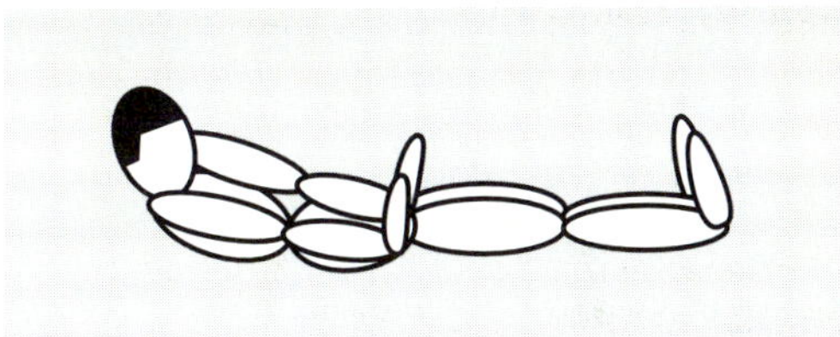

Ausgangsposition: Rückenlage.
Ausatmend die Füße zum Körper ziehen, die Wirbelsäule auf den Boden rollen, den Beckenboden anspannen, das Kinn zur Brust nehmen, die Arme anheben, die Hände im Handgelenk hochziehen. Die rechte Schulter hebt dabei vollständig von der Unterlage ab, beide Hände liegen neben der linken Hüfte. Einatmend entspannen.
Wiederholung: rechte Seite, dabei hebt die linke Schulter vollständig von der Unterlage ab und beide Hände liegen neben der rechten Hüfte. 2–3 Minuten.

Übung 3

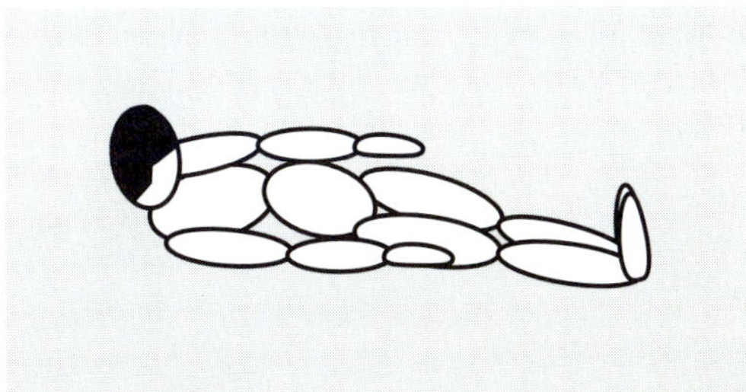

Ausgangsposition: Rückenlage.
Ausatmend die Füße zum Körper ziehen, die Wirbelsäule auf den Boden rollen, den Beckenboden anspannen, das Kinn zur Brust nehmen, Schultern und Arme zu beiden Seiten anheben, die Hände im Handgelenk hochziehen. Gleichzeitig hebt die rechte Hüfte von der Unterlage ab. Einatmend entspannen.
Wiederholung: rechte Seite. 2–3 Minuten.

Übung 4

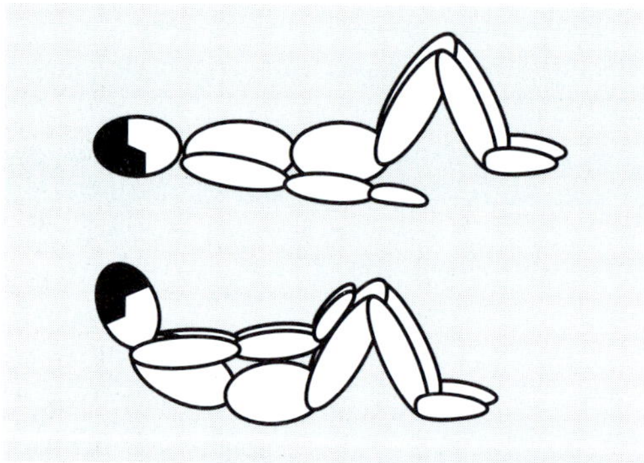

Ausgangsposition: Rückenlage mit angestellten Beinen.

Ausatmend den Beckenboden anspannen, das Kinn zur Brust nehmen und mit beiden Händen gegen den linken Oberschenkel drücken. Einatmend entspannen.
Wiederholung: rechter Oberschenkel. 2 Minuten.

Übung 5

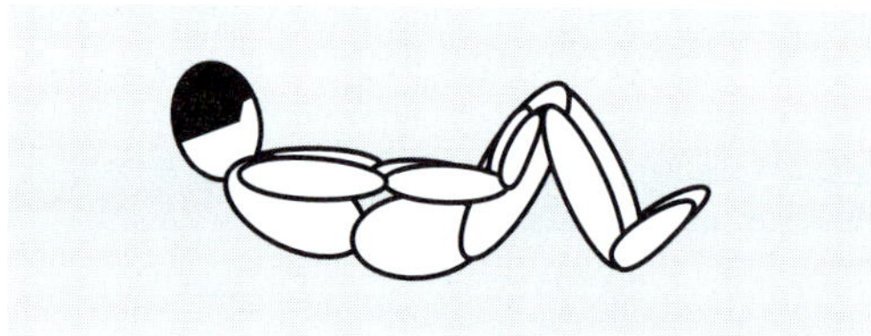

Ausgangsposition: Rückenlage mit angestellten Beinen.
Ausatmend die Füße im Sprunggelenk hochziehen, den Beckenboden anspannen, das Kinn zur Brust nehmen und die Arme neben dem linken Bein ausstrecken. Einatmend entspannen.
Wiederholung: rechte Seite. 2 Minuten.

Fersen in d. Boden drücken

Übung 6

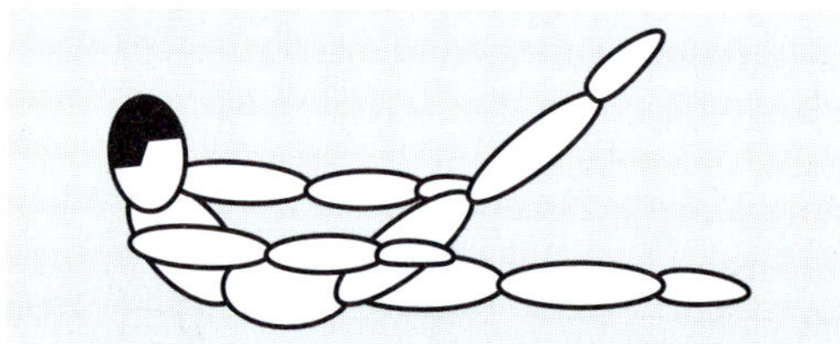

Ausgangsposition: Rückenlage.
Ausatmend das linke Bein um 45° anheben, den Beckenboden anspannen, mit dem Oberkörper über die linke Schulter hochkommen, beide Hände erreichen das linke Knie. Einatmend entspannen.
Wiederholung: rechte Seite. 2–3 Minuten.

Übung 7

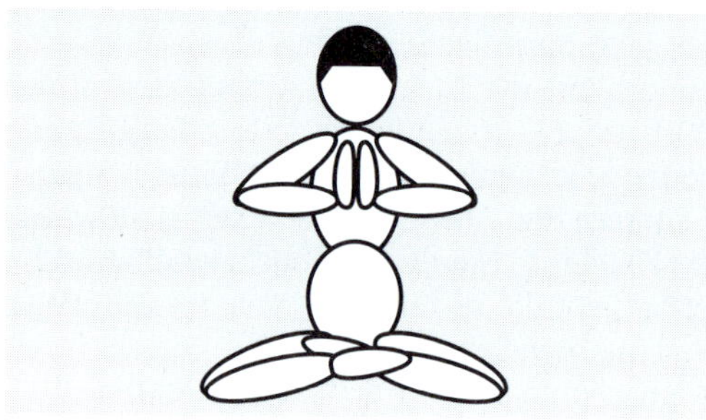

Ausgangsposition: Sitzen im Schneidersitz, ohne dass die Beine sich kreuzen.
Ausatmend die Handflächen vor der Brust zusammenpressen, das Steißbein in Richtung Schambein, das Schambein in Richtung Bauchnabel ziehen. Einatmend entspannen. 2–3 Minuten.

Entspannungsübungen und Massagen

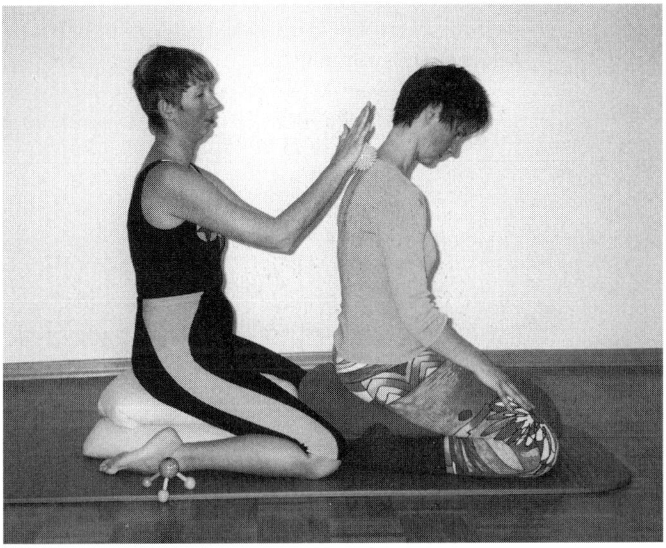

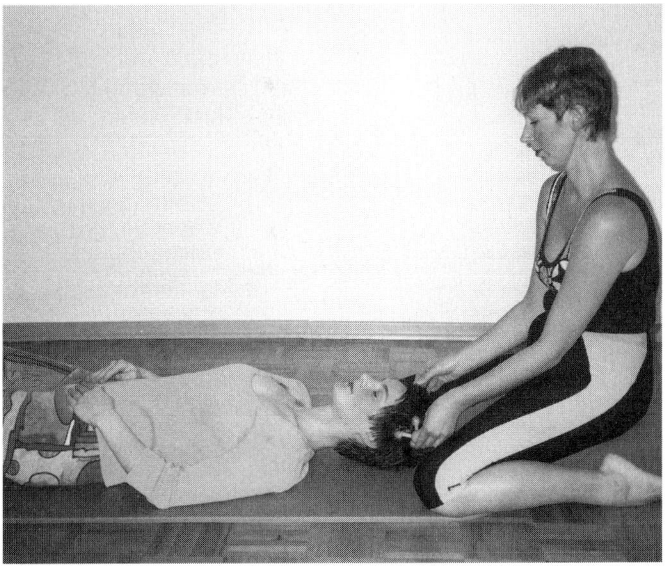

Igelballmassage (Kralle, Tennisbälle)

Die Igelballmassage wird in kleinen kreisenden Bewegungen durchgeführt. Es kann im Sitzen oder im Liegen massiert werden. Hierbei ist es wichtig darauf zu achten, dass nicht auf der Wirbelsäule massiert wird, sondern immer nur **neben** der Wirbelsäule. Ebenso nicht auf den Schulterblättern, da hier sehr wenig Gewebe zwischen der Haut und der dem Knochen aufliegenden Nervenbahnen ist.
Mit den Igelbällen können Sie den ganzen Rücken bearbeiten, den Lendenwirbel- und Kreuzbeinbereich, die Oberschenkel, den Nacken- und Halswirbelsäulenbereich sowie die Oberarme.
Die gleichen Bewegungen können Sie auch mit der Holzkralle oder mit Tennisbällen ausüben.

Fußmassage auf dem Kirschkernkissen oder auf dem Igelball

Im Stehen können Sie jeweils einen Fuß auf dem Kirschkernkissen oder dem Igelball zur Entspannung und Durchblutungsförderung der Fußsohle hin- und herrollen.

Sanfte Schüttelmassage

Eine Frau liegt entspannt in Bauchlage auf dem Boden, eventuell mit einer Rolle unterhalb des Busens.
Die Massierende fängt wieder mit der linken Körperhälfte der ruhenden Frau an. Sie legt ihre beiden Hände auf den linken Unterschenkel

und vollzieht eine sanfte Schüttelbewegung. Diese Bewegung breitet sie dann über den ganzen Körper aus, in folgender Reihenfolge: Unterschenkel, Oberschenkel, Pobacke, Rückenmuskulatur, Unterarm, Oberarm, Schulter, Nackenmuskulatur. Anschließend die rechte Seite.

Entspannendes Abklopfen allein und mit Partnerin

Abklopfen allein im Sitzen

Geklopft wird mit weich fallenden Fäusten, mit der flachen Hand oder in sensiblen Zonen, z.B. am Kopf, mit den Fingerkuppen.

- Beginnen Sie an Ihrem linken Fuß, aufsteigend an der Innenseite des Beines, absteigend an der Außenseite des Beines. Dann stellen Sie sich hin und klopfen kräftig Ihren Pomuskel aus.
- Dann gehen Sie langsam, eventuell mit den weich fallenden Handrücken hoch, rechts und links neben Ihrer Wirbelsäule.
- Dann klopfen Sie Ihre Hände beginnend an der Handfläche, dann über den Innenarm und über den Oberarm zum Handrücken zurück. Erst die linke Seite, dann die rechte Seite.
- Dann klopfen Sie Ihre Brust aus, Ihre Nacken- und Halsmuskulatur und dann ganz vorsichtig die Kopfhaut und das Gesicht mit den Fingerkuppen.

Das Abklopfen zu zweit

Die eine Frau steht stabil mit hüftbreit auseinander gestellten Füßen, weichen Knien und leicht hängendem runden Oberkörper.

- Die andere Frau beginnt mit ihren weich fallenden Fäusten oder Handflächen an den Schultern und klopft rechts und links neben der Wirbelsäule über den gesamten Rücken.
- Dann über das Gesäß, die Innen- und Außenseiten, Vorder- und Rückseiten der Beine. Auch die Füße kräftig ausklopfen. Das gleiche dann mit dem rechten Bein.
- Anschließend den linken Arm und den rechten Arm.
- Zum Schluss sanft die Kopfhaut kraulen und den gesamten Körper noch einmal ausstreichen.

Brustmassage

Die Massierende steht hinter ihrer Partnerin und stützt mit dem seitlich gestellten Unterschenkel ihren Rücken.
Mit den Handflächen werden dann V-förmige Streichungen auf dem Brustkorb ausgeführt.

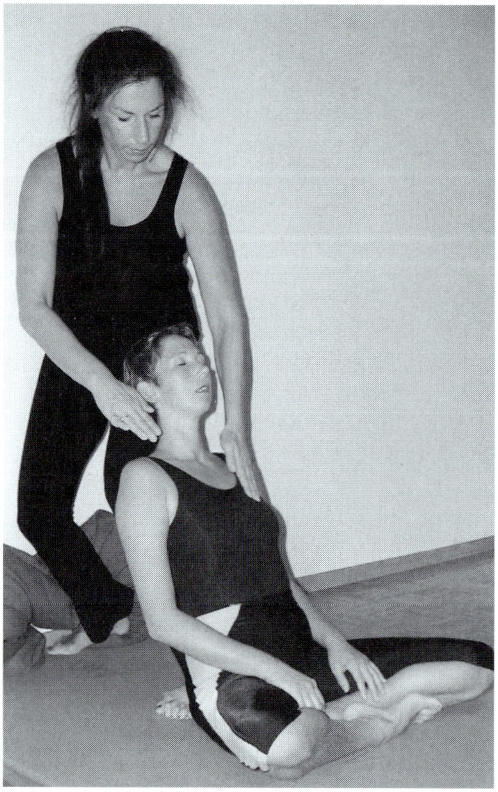

Gesichtsmassage

Eine Frau sitzt mit dem Rücken bequem an eine Wand gelehnt, die andere Frau liegt am Boden mit einer Kissenrolle unter den Knien, ihr Oberkörper ruht zwischen den Beinen der sitzenden Partnerin.

- Zuerst die liegende Frau »gerade ausrichten«, indem wir vom Brustbein zu den Schultern, auf und unter den Schultern sowie auf und unter den Unterarmen entlangstreichen.
- Dann strecken wir die Halswirbelsäule, indem der Kopf mit einer Hand gehalten wird. Die andere Hand massiert die Nackenmuskulatur mit den Daumen und den Fingerkup-

pen des Mittel- und Zeigefingers rechts und links neben der Halswirbelsäule. Dies geschieht entweder in kleinen kreisenden Bewegungen oder ausstreichend. (Nicht auf der Wirbelsäule massieren!)

- Dann ruhen die Fingerkuppen beider Hände an der Schädelbasis, am hinteren Haaransatz, und wir massieren mit kleinen kräftig kreisenden Bewegungen das Hinterhaupt. Der Kopf ruht dabei in beiden Handflächen.
- Bevor wir den Kopf wieder ablegen, wird abwechselnd mit beiden Händen der gesamte Halsbereich und das Hinterhaupt ausgestrichen.
- Im Gesicht beginnen wir dann an der Stirn. Wir legen beide Daumen großflächig in die Mitte der Stirn und streichen zu den Schläfen hin aus. An den Schläfen jeweils den Druck vermindern.
- Jetzt liegen die Daumen oder die Fingerkuppen von Zeige- und Mittelfinger in der Mitte der Stirn am vorderen Haaransatz und massieren in kleinen kreisenden Bewegungen von der Mitte der Stirn zu den Schläfen. Dies geschieht jetzt in mehreren Schritten zwischen dem Haaransatz und den Augenbrauen.
- Dann massieren wir mit ganz sanften Bewegungen mit den Fingerkuppen der Zeigefinger die obere Knochenleiste der Augenhöhle, d.h. knapp unter den Augenbrauen mit kleinen kreisenden Bewegungen von der Mitte nach außen.
- Anschließend massieren wir mit den Daumenkuppen oder mit den Fingerkuppen der Mittelfinger von der Nasenwurzel ausgehend kräftig ausstreichend über die Augenbrauen sowie von der Nasenwurzel ausgehend abstreichend über die Wangen bis zum Unterkiefer.
- Im Anschluss daran kneten wir den gesamten Wangen- und Kieferbereich zwischen Daumen und Zeigefinger.
- Danach streichen wir mit Zeige- und Mittelfinger den Bereich der Oberlippe und Unterlippe, bzw. die Struktur zwischen Lippen und Nase sowie Lippen und Kinn mit kleinen kreisenden Bewegungen, bei denen wir das Zahnfleisch mit massieren.
- Anschließend zupfen und kneten wir die gesamten Kinnstrukturen, also Kinn und eventuelle Kinnfalten.
- Nun massieren wir zwischen Daumen und Zeigefingern die gesamten Ohrmuscheln kräftig und ziehen die Ohren lang, indem wir mit dem Daumen in die Ohrmuschel hineinfühlen und das Ohr mit Daumen und Zeigefinger in alle Richtungen ausstreichen.
- Mit kleinen kreisenden Bewegungen können wir dann noch vor und hinter den Ohren massieren. (Unter den Ohrläppchen bitte besonders vorsichtig sein, weil in diesem Bereich viele Speicheldrüsen und Lymphbahnen verlaufen.)
- Zum Schluss widmen wir uns dann der gesamten Kopfhaut, die wir mit allen Fingerkuppen kräftig durchmassieren und kraulen.
- Wir richten dann noch einmal die Halswirbelsäule aus und massieren abschließend noch einmal über Brust, Schultern und Arme.

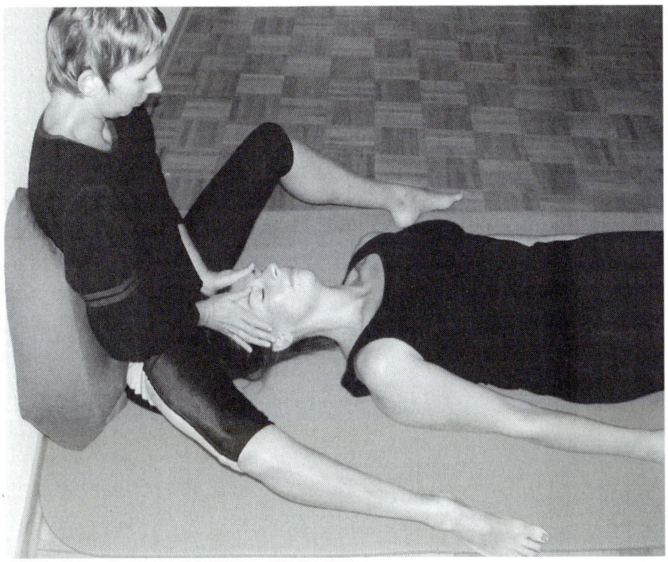

Die entspannte Lagerung

Eine Frau liegt ausgestreckt am Boden, die andere Frau kniet neben ihr. Wir beginnen an der linken Schulter.

- Beide Hände werden flach unter die Schulter der liegenden Frau geführt, eine Hand kommt dabei von oben, die andere Hand geht unterhalb der Achselhöhle entlang. Beide Hände reichen bis an die Schulterblattränder, ohne die Wirbelsäule zu berühren. Dann wird mit beiden Händen die Schulter leicht angehoben, einen Moment gehalten und die Hände werden wieder herausgezogen. Diese Bewegung kann 1 – 2-mal wiederholt werden.
- Als nächstes liegt eine Hand unter dem Oberarm, die andere Hand auf dem Oberarm. Mit einer leicht anhebenden Bewegung wird der Arm bis zu den Händen hin ausgestrichen. 1 – 2 Wiederholungen.
- Weiter geht es am linken Becken. Beide Hände werden im Kreuzbeinbereich unter das Becken geschoben, dann wird der Beckenbereich leicht angehoben, kurz gehalten und beide Hände werden wieder hervorgezogen. 1 – 2 Wiederholungen.
- Eine Hand ruht auf dem Oberschenkel, die andere Hand unter dem Oberschenkel. Mit einer leicht anhebenden Bewegung wird das gesamte linke Bein bis zu den Füßen hin ausgestrichen. 1 – 2 Wiederholungen.
- Wiederholung an der rechten Körperseite.
- Dann nimmt die Massierende mit beiden Händen den Kopf der liegenden Frau auf, die Fingerkuppen ruhen hierbei an der Schädelbasis, also am hinteren Haaransatz, und sie bringt den Kopf- und den Nackenbereich in eine ganz sanfte Streckung. Der Kopf sollte jetzt 1 – 2 Minuten gehalten werden, damit die liegende Frau die Möglichkeit hat, den Kopf ganz abzugeben, d. h. ihn den Händen der anderen Frau zu überlassen und so noch einmal ganz bewusst zu entspannen.

Passives Durchbewegen

Eine Frau liegt ausgestreckt am Boden, die andere Frau kniet neben ihr. Wir beginnen mit den Fingern der linken Hand.

- Die Hand der Liegenden wird leicht aufgenommen und nacheinander werden alle Finger und Fingergelenke durchbewegt, anschließend das Handgelenk.
- Dann wird die Hand sanft ergriffen und mit leichtem Zug wird der ganze Arm und die Schulter knapp über dem Boden »ausgeschüttelt«.
- Anschließend setzt sich die Massierende zu dem linken Fuß, bewegt zunächst wieder die Zehen durch, dann den Fuß im Fußgelenk.
- Anschließend ergreift sie den Fuß an der Ferse und am Ballen und schüttelt ganz sanft mit leichtem Zug das gesamte Bein und die Beckenhälfte leicht aus. Wenn die liegende Frau richtig locker lassen kann, spürt sie eine leichte Bewegung im Bereich des Bauches und Oberkörpers.
- Wiederholung an der rechten Körperseite.
- Dann nimmt die Massierende mit beiden Händen den Kopf der liegenden Frau auf, die Fingerkuppen ruhen hierbei an der Schädelbasis, also am hinteren Haaransatz, und sie bringt den Kopf- und den Nackenbereich in eine ganz sanfte Streckung. Der Kopf sollte jetzt 1 – 2 Minuten gehalten werden, damit die liegende Frau die Möglichkeit hat, den Kopf ganz abzugeben, den Händen der anderen Frau zu überlassen und ihn eventuell ganz loszulassen.

Ruheformel – Anleitungsbeispiel

Du liegst ganz schwer und entspannt auf dem Boden.
Du fühlst deinen Körper ganz bewusst und intensiv.
Du bist ganz schwer, ganz gelöst und ganz ruhig.
Deine Hände und Arme sind ganz schwer.
Deine Füße und Beine sind ganz schwer.
Dein Nacken und deine Schultern sind ganz schwer.
Deine Gesicht ist entspannt und gelöst.
Deine Stirn ist ganz glatt, Stirn und Kopfhaut weiten sich, gehen nach außen.
Die kleinen Muskeln um die Augen herum sind ganz entspannt, die Wangen hängen herunter und der Unterkiefer ist gelöst.
Du lässt los, du gibst alle Spannung ab, weg von dir.
Du bist ganz ruhig und entspannt.

Eine Reise durch den Körper – Anleitungsbeispiel

Bitte lege dich so hin, wie es dir gut tut, in Rücken- oder Seitenlage. Die Augen kannst du schließen oder offen lassen, so wie es dir angenehm ist. Schau' nochmal, dass du ganz bequem liegst. Vielleicht rekelst du noch einmal dein Becken hin und her. Schau', dass Bauch und Busen gut liegen und dass dein Becken ganz breit aufliegen kann. Und wenn du das Bedürfnis hast zu stöhnen, zu seufzen oder zu gähnen, dem nachgeben. Das Gefühl genießen, nichts mehr tun zu müssen, nicht mehr aufmerksam sein zu müssen.

Die **Füße** locker lassen.
Sie einfach liegen lassen.
Die Füße müssen jetzt nichts mehr tragen, nicht mehr gehen.

Die **Beine** locker lassen.
Sie einfach liegen lassen.
Ganz weich werden lassen, die Oberschenkel.

Den **Beckenboden** lösen.
After, Scheide, Blase, ganz weich und weit werden lassen.
Ganz breit werden lassen, den Beckenboden.
Deine Scheide entfaltet sich wie eine Blume.
Alles fließen lassen.
Wärme durchströmt den Beckenboden.
Angenehme Gefühle haben.

Den **Bauch** ganz locker lassen.
Der Bauch muss nicht mehr gehalten werden.
Ihn einfach heraushängen lassen, gehen lassen.
Die Bauchdecke ist ganz weich, ganz leicht.

Die **Hände** locker lassen.
Sie einfach liegen lassen.
Sie müssen jetzt nichts mehr greifen oder begreifen.

Die **Arme** locker lassen.
Sie einfach liegen lassen.
Die Schultern hängen lassen.
Die Schultern müssen nichts mehr tragen, nichts mehr halten.

Den **Unterkiefer** lösen, dabei hängt der Unterkiefer leicht herunter.
Der Mund ist geöffnet.
Die Unterlippe dick werden lassen.
Die Zunge wird dick im Mund.
Den Speichel fließen lassen.

Die **Augen** sind ganz entspannt.
Geschlossen oder offen, so wie es angenehm ist.
Die **Stirn** wird ganz glatt.
Die Stirn fließt auseinander.
Das Gefühl, die Stirn und Kopfhaut weiten sich, gehen nach außen.

Sich fallen lassen in die **Entspannung**.
Die Entspannung zulassen.
Eventuell ein Entspannungsbild vorstellen.
Vielleicht kennst du oder erinnerst dich an einen Ort, der dir besonders gut tut.
Wo du dich besonders entspannt fühlst oder Kraft schöpfen kannst.
Wo es warm und angenehm ist.
Wo du gerne sein würdest.
Begib dich dort hin mit deiner ganzen körperlichen Gelöstheit und Schwere.
Den Kopf ganz leicht, ganz wolkig, wattig werden lassen.

Literaturempfehlung

Für den Entspannungsteil in den Rückbildungsgymnastikkursen eignen sich auch Anleitungen aus der **progressiven Muskelrelaxation** und dem **autogenen Training.** Diese sind z. B. in folgenden Büchern zu finden:

Johnen, Wilhelm: Muskelentspannung nach Jacobsen, Gräfe und Unzer Verlag, München
Müller, Else: Bewußt leben durch autogenes Training und richtiges Atmen, rororo, Reinbek bei Hamburg, 1989
Müller, Else: Du spürst unter deinen Füßen das Gras, Fischer, Frankfurt a. Main, 1983
Müller, Else: Inseln der Ruhe, Kösel, München, 1996
Ohlig, Adelheid: Luna Yoga, Mosaik bei Goldmann, München, 1991

Übungen gemeinsam mit dem Baby

Oft fragen die Teilnehmerinnen eines Rückbildungskurses auch nach Übungen, die sie gemeinsam mit ihren Kindern ausführen können.

Übung 1

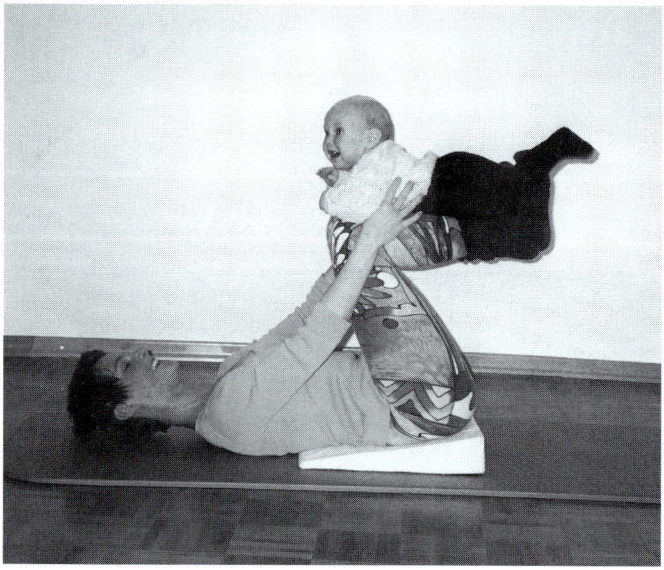

Ausgangsposition: Rückenlage, die Knie zur Brust ziehen, bis die Unterschenkel eine Waagerechte zum Boden bilden. Das Baby bäuchlings auf die Schienbeine legen und seitlich festhalten.
Nun das Baby durch ein sanftes Bewegen der Beine leicht schaukeln.

- Vor- und Zurückbewegen
- Kreisen
- Wippen

Den Kopf sollte die Frau dabei nur soweit anheben, wie ihr Beckenboden der Erhöhung des Bauchinnendruckes standhalten kann.

Übung 2

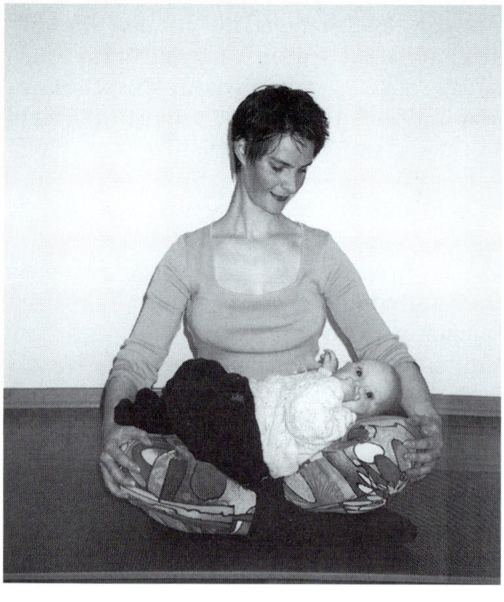

Ausgangsposition: Schneidersitz, das Baby liegt quer auf den Oberschenkeln.
Leichte Schaukelbewegungen oder das Wippen mit den Oberschenkeln lockern sämtliche Beckenstrukturen und machen hoffentlich auch dem Baby Spaß.

Übung 3

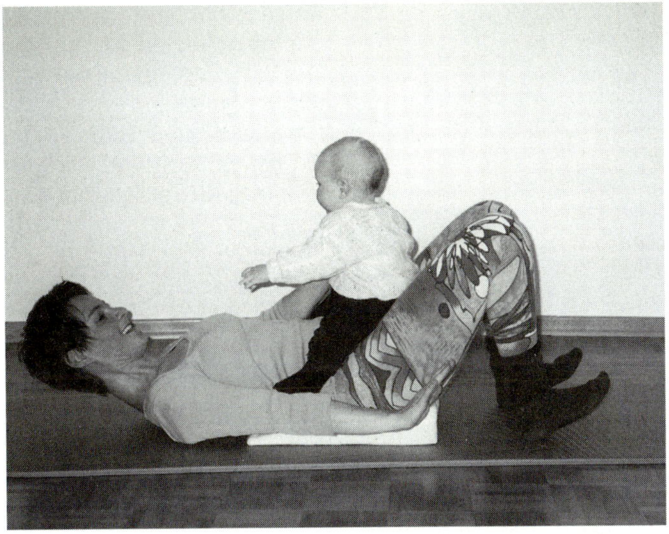

Eine weitere Möglichkeit, die Babys mehr in den Kursablauf zu integrieren, bieten die Beckenbodenkräftigungsübungen. Hier können die Kinder auf dem Schoß oder dem Bauch der Mutter sitzen.

Übung 4

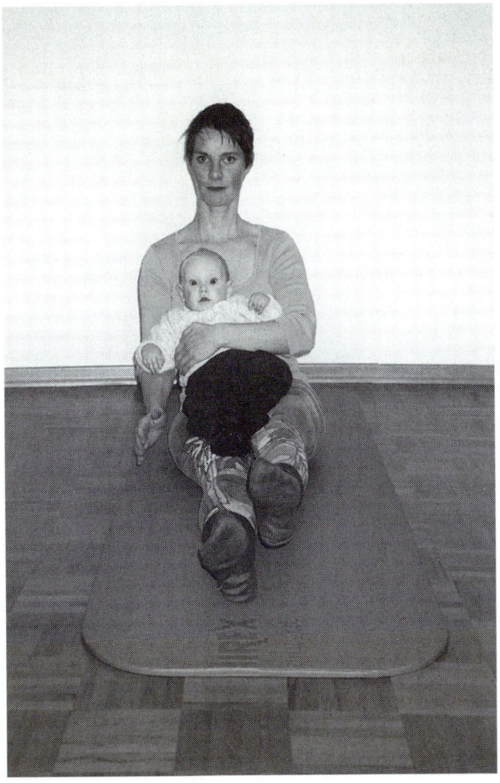

Ausgangsposition: Langsitz, das Baby liegt auf den Beinen der Mutter.

Die Frau bewegt sich im »Pogang« mit dem Baby vor und zurück.

Übung 5

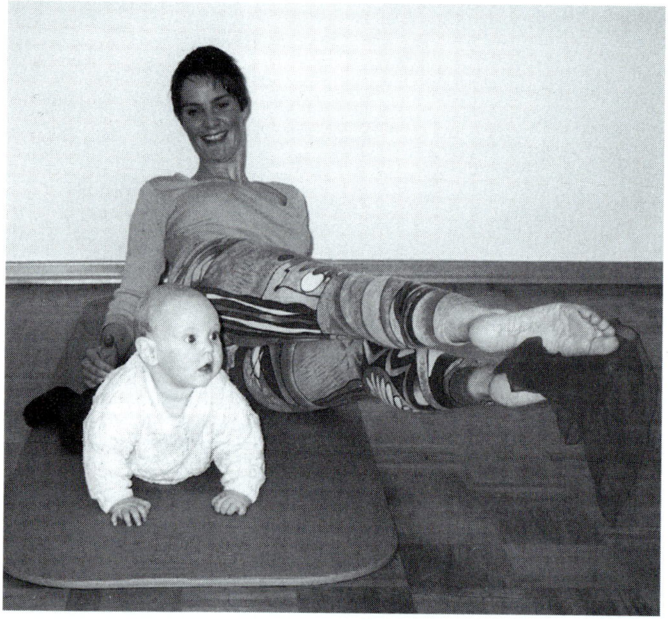

Ausgangsposition: Langsitz mit abgestützten Ellenbogen. Das Baby liegt neben den Waden der Mutter.

Die Frau hält mit ihren Füßen ein buntes Tuch fest. Die Frau geht in die Seitenlage und hebt ihre Beine um 45° an, so dass die Mutter über dem Baby das Tuch schwenken, kreisen und damit winken kann.

Auf den Fotos sehen die Übungen immer »sehr nett« aus, in Wirklichkeit haben sie jedoch relativ wenig Effekt für den Beckenboden und auch als Lockerungsübung eignen sie sich nur bedingt, weil die Frau ihr Baby festhalten muss. Dieses Miteinbeziehen der Kinder halte ich deshalb nur dann für sinnvoll, wenn die Kinder offen dafür sind und Spaß daran haben, ansonsten liegen die Babys häufig in der Raummitte auf einer Krabbeldecke oder in Bauchlage, beispielsweise auf einem Stillkissen, von wo aus sie das Geschehen im Raum und ihre Mütter beobachten können.

7. Kursvarianten

Die Frage, wann Frauen nach der Geburt in einen Rückbildungskurs einsteigen können, beantworten wir im *Hebammen Laden Bremen* wie folgt:

- **Für Kurse mit Kindern:** Nach Ablauf des Wochenbetts, d.h. wenn das Kind 8 – 12 Wochen alt ist.
- **Für Kurse ohne Kinder:** Wenn die Mutter das Gefühl hat, ihr Kind mit gutem Gewissen zu Hause lassen zu können und mit ihrer ganzen Konzentration bei sich und ihrem Beckenboden sein möchte. Rückbildungsgymnastik lohnt sich immer und nicht nur direkt nach der Geburt.

Der geschlossene Rückbildungsgymnastikkurs ohne Kinder

Einen geschlossenen Kurs ohne Kinder biete ich an 8 Abenden á 1¼ Stunden (75 Minuten) an. Er kann z.B. von 18:45 Uhr bis 20:00 Uhr oder 20:30 Uhr bis 21:45 Uhr abgehalten werden. Bei dieser Zeitgebung habe ich die Möglichkeit, einen Geburtsvorbereitungskurs vorher oder hinterher anzuleiten.

Vorteile: Wenn die **Frauen** ohne ihre Kinder teilnehmen, hat dies den Vorteil, dass die Rückbildungsgymnastik im Vordergrund steht und ernst genommen wird. Ohne Babys sind die Frauen nicht abgelenkt, der Fokus liegt auf ihren eigenen Interessen, Befindlichkeiten und Bedürfnissen.

Allen Kurstreffen gemeinsam ist eine **Grobstruktur im 15-Minuten-Takt**.

- 15 Minuten Aufwärmtraining
- 15 Minuten Beckenbodengymnastik
- 15 Minuten Zeit für Gespräche und das Anbieten von Getränken (Wasser, Früchtetee und Kräutertee)
- 15 Minuten Gymnastik »quer Beet«, für Kopf, Arme, Schultergürtel, Bauch- und Rückenmuskulatur, Beckengürtel und Beine
- 15 Minuten Entspannendes, z.B. autogenes Training, progressive Muskelrelaxation, Schnelle Lagerung, Fantasiereisen, Massagen für den Schulter-Nacken-Bereich, Gesicht, Füße oder den Bauch.

Desweiteren ist es für die **Kursleiterin** einfacher, eine klare Kursstruktur einzuhalten. Sie ist nicht mit möglicherweise unruhigen Kindern beschäftigt, kann gezielter anleiten, »mitturnen« und korrigieren.

Erstes Kurstreffen

Vorstellung

Das erste Kurstreffen beginnt mit einer sehr ausführlichen Vorstellungsrunde:
- Name
- das wie vielte Kind, wann geboren?
- Verlauf der Geburt und des Wochenbetts
- Stillt die Mutter? (Diese Information gibt Aufschluss über die hormonelle Situation der Frau und somit auch über deren Beckenbodenbeschaffenheit)
- Hat die Frau Wochenbettgymnastik gemacht?
- Wie geht es jetzt ihrem Beckenboden?
- Wie geht es den eventuellen Geburtsverletzungen jetzt, d.h. hat die Frau noch Schmerzen oder andere Beeinträchtigungen?
- Zufriedenheit der Frau in ihrer Rolle als Mutter
- Wünsche und Anforderungen an den Rückbildungsgymnastikkurs

Kurskonzept

Anschließend stelle ich das eigene Kurskonzept vor, z.B. den Stundenaufbau, und erzähle, dass das Erspüren und Trainieren der Beckenbodenmuskulatur den Schwerpunkt der Gymnastik bildet und nicht so sehr die sogenannte »Problemzonengymnastik«, also Po, Beine und Bauch. Es geht im Kurs nicht darum, wieder möglichst schnell in die engen Hosen oder Röcke zu passen, sondern dass die Basis Beckenboden wieder trägt und hält.

Aufwärmen

Beispiel für die Aufwärmphase:
- Stoffwechselübungen (s. S. 40 + 41, 52 – 55)
- Übung zur Hüftstabilisation (s. S. 98-100, 66)
- Übung zur Stabilisierung der Symphyse (s. S. 92)
- Lockerung des Schulter-Nacken-Bereichs (s. S. 56 – 59)

Beckenboden

- *Beckenbodenwahrnehmung* in Rückenlage (s. S. 43 + 44), mit den entsprechenden theoretischen Erklärungen zum Beckenboden. Hier lasse ich das eigene Becken austasten, um die Ansatzpunkte der Beckenbodenmuskeln zu benennen. Desweiteren erkläre ich den Verlauf der Beckenbodenmuskeln, deren Formen und Anordnungen im Organismus. Sehr hilfreich hierfür finde ich das Demonstrationsposter von Ricepa Demo (Bezugsadresse: Ricepa Demo, Breubergblick 23, 64747 Breuberg, Tel.: 06165/912204, Fax: 06165/912205, E-Mail: ricepademo@aol.com).
  In diesem Zusammenhang ist es gut, auch auf den Verlauf der Wundheilung einzugehen, da nur wenige Frauen wissen, dass sich beispielsweise erst nach 6 – 8 Wochen die tiefen Fäden einer Epiduralnaht auflösen, oder wie lange, oft sogar über mehrere Jahre, eine Naht beim Verkehr oder prämenstruell noch schmerzen kann.

Gymnastik für den ganzen Körper

- **Beckenbodenwahrnehmung** in Rückenlage mit den Füßen an der Wand (s. S. 45).
- **Unterbauchaktivierung** (s. S. 60 + 61)
- 1–2 Übungen für die **vordere Scheidenwand** (s. S. 73–75).

Entspannung

Als Entspannungsangebot kann jetzt eine Tennis-, SENSI- oder Igelballmassage für den Schulter-Nacken-Bereich angeboten werden.

2. Abend

Aufwärmen

- **Entstauungs- und Stoffwechselübungen**.
  - Laufen auf der Stelle, Arme vor dem Körper ausstrecken, mit den Fingern greifen und strecken.
  - Stehend auf dem rechten Bein, das linke Bein vorstrecken, den Fuß anziehen und strecken, beide Arme sind vor dem Körper ausgestreckt, die Hände und Handgelenke hochziehen und strecken, dann Wechsel zum linken Bein.
  - Im Kreis laufen.
  - Laufen auf der Ferse, laufen auf den Fußspitzen, dabei den Oberkörper und die Arme hochstrecken.
  - Laufen auf den Fußaußenkanten, dabei die Handflächen nach vorn drehen.
  - Storchengang, der Fuß rollt ab von der Spitze zur Ferse.

- **Übungen zur Lockerung des Schulter-Nacken-Bereichs.**
  - Hände in »Pfötchenhaltung«, die Schultern nach vorne und hinten kreisen lassen.
  - die Hände ruhen auf den Schultern, die Oberarme abwechselnd an die Ohren und an die Rippen legen.
  - Die Arme sind in Schulterhöhe zu den Seiten ausgestreckt, die Handflächen weisen abwechselnd zum Boden und zur Decke. Dabei wandern die Arme langsam nach vorn, bis sie sich lang ausgestreckt vor der Brust treffen und anschließend wieder zurück, bis zur seitlichen Position.
- Übung zur Stabilisierung der Symphyse (s. S. 92).
- Beckenbodenübung im Stehen (s. S. 99).
- 2 Paar-Übungen zur Hüftstabilisierung (s. S. 98).
- Hüftstabilisierung im Vierfüßlerstand (s. S. 66).
- Übung für die vordere Scheidenwand in Rückenlage (s. S. 73).

Beckenboden

- Wiederholung der **Beckenbodenwahrnehmung** (s. S. 35, 43–45).
- **Beckenbodenanspannungsübungen** zu zweit (s. S. 63 + 64).
- **Beckenbodenübungen** mit den Beinen an der Wand mit abgehobenen Becken (s. S. 45).

Pause

Zeit für Getränke und Gespräch.
Die **Gesprächsthemen** bestimmen die Teilnehmerinnen in aller Regel selbst.
Wenn bei mehreren Frauen Bedarf besteht an bestimmten Informationen, die Mütter oder die Kinder betreffen, kann auch hierfür die Zeit

verwandt werden. Schön ist, wenn die Weitergabe von Informationen nicht in Vortragsform erfolgt, sondern als Erfahrungs- und Meinungsaustausch unter den Frauen, in den die Hebamme dann eventuell ihr Fachwissen mit einbringen kann.

Gymnastik für den ganzen Körper
- Übungen in Bauchlage (s. S. 65, 76 + 77).
- Übungen in Seitenlage (s. S. 84).

Entspannung
- Z. B. Entspannungsreise durch den Körper unter besonderer Einbeziehung des Beckenbodens (s. S. 111).

3. Abend

- Jetzt mit mehr Übungen für die Hüftstabilisation (s. S. 97).
- Vierfüßlerstand (s. S. 86 + 87).

Beckenboden
- **Beckenbodenwahrnehmung** mit Füßen an der Wand (s. S. 45).
- Mit liegendem und angehobenem Becken (s. S. 45).
- Übungen für die **vordere Scheidenwand** (s. S. 73 – 75).

Pause
Gespräche und Getränke.

Gymnastik für den ganzen Körper
Übung für das rücken- und beckenbodengerechte Verhalten im Alltag (s. S. 36 ff).
Verhalten im Alltag: Aufstehen
Arbeiten im Stehen
Heben und Tragen
Kinderwagen schieben
Sitzen
Liegen
In diesem Zusammenhang erläutere ich stets die Stressinkontinenz als die häufigste postnatale Beckenbodenschwäche bei Frauen.

Entspannung
In einer aufgeschlossenen Gruppe können sich die Frauen im Entspannungsteil gegenseitig eine **Bauchmassage** geben (s. S. 26 – 28).

4. Abend

Aufwärmen
- z. B. Warmtanzen, »Äpfel pflücken«, Hacke-Spitze-Tanz auf dem Hocker (s. S. 101).

Beckenboden
- Beckenbodenwahrnehmung an der Wand wiederholen (s. S. 45).
- Kombinationsübungen für Beckenboden und schräge Bauchmuskeln in Rückenlage (s. S. 64, 78 – 83).
- Visualisieren des Beckenbodens (s. S. 71 + 72).

Pause
Gespräche und Getränke.

Gymnastik für den ganzen Körper
Yogaset Nr. 1 (s. S. 102 – 104)

Entspannung
Ruheformel aus dem autogenen Training (s. S. 110)

5. Abend

Aufwärmen

- Zirkeltraining: Die Frauen bilden Paare und durchlaufen 6–8 Stationen, an denen mit diversen Hilfsmitteln verschiedene Übungen jeweils für 2 Minuten durchgeführt werden.
  1. Zwei Hocker: Die Frauen sitzen auf ihrem Hocker, die Knie sind zusammengedrückt und im Takt der Musik werden beide Knie gleichzeitig in Richtung der linken Schulter hochgehoben, dann werden die Fußspitzen kurz abgesetzt und die Knie geschlossen in Richtung der rechten Schulter hochgezogen.
  2. Tücher: Seilspringen für »Beckenbodengeschädigte«. Das Tuch übersteigen, das Tuch über den Kopf schwingen und erneut übersteigen.
  3. Zwei Hocker: »Treppensteigen« – abwechselnd den linken und den rechten Fuß auf den Hocker tippen und die Arme dabei mitschwingen lassen.
  4. Beckenbodenkräftigung im Liegen als Paarübung: Eine Frau liegt am Boden mit angestellten Beinen, die andere Frau gibt mit ihren Händen einen leichten Widerstand an den Außenseiten der Knie.
  5. Wie 4: Der Widerstand wird jetzt an den Innenseiten der Knie gegeben.
  6. Theraband: Die Frauen nehmen das Theraband in beide Hände. Die untere Schlaufe wird von einem Fuß festgehalten, der sich nach hinten im 45° Winkel zur Seite und nach vorn mit festem Zug am Band bewegt.
  7. Stabilisierung der Hüfte als Paarübung.
  8. Zwei Tücher als Paarübung: Tauziehen oder Bälle kreisen lassen.

Beckenboden

- Beckenbodenwahrnehmung als Wiederholung. Die Anfangsübungen machen, um eventuelle Fortschritte überprüfen zu können.
- Beckenbodenwahrnehmung auf dem Hocker (s. S. 89–91).

Pause

Gespräche und Getränke.

Gymnastik für den ganzen Körper

- Übungen für die schlanke Taille (s. S. 94–96).
- Kombinationsübungen für Beckenboden und Bauch (s. S. 78–85, 88).

Entspannung

Entspannendes für den Schulter-Nacken-Bereich, Übungen und Massagen (s. S. 56–59, 107–108).

6. Abend

Aufwärmen

- Zirkeltraining mit 1–2 neuen Stationen.

Beckenboden

- Beckenbodenübungen auf dem Hocker (s. S. 89–91).
- Beckenboden- und Bauchmuskeltraining in Rückenlage. (s. S. 78–85, 88)

Pause

Zeit für Gespräche und Getränke.

Gymnastik für den ganzen Körper

- Beckenboden- und Bauchtraining in Bauch- und Seitenlage (s. S. 76 – 78, 84).
- Die Kerze für die vordere Scheidenwand als Paarübung (s. S. 75).

Entspannung

Wenn Übungen auf dem Hocker durchgeführt werden, sollte stets etwas Entspannendes für den Kopf angeboten werden, z. B. die schnelle Lagerung oder das passive Durchbewegen mit längerem Halten des Kopfes oder eine Gesichtsmassage.

7. Abend

Aufwärmen

- Zirkeltraining mit 1 – 2 neuen Übungen.

Beckenboden

- Beckenbodenübungen mit den Füßen an der Wand werden durchgeführt mit längeren Anspannungsphasen, d. h. die Spannung am Beckenboden soll über mehrere Atemzüge hinweg gehalten werden.
- Beckenbodentraining auf dem Hocker.

Pause

Zeit für Gespräche und Getränke.

Gymnastik für den ganzen Körper

- Yogaset Nr. 2 (s. S. 105 – 106)

Entspannung

- Entspannendes für Gesicht und Nacken (s. S. 108 + 109) oder eine Gesichtsmassage.

8. Abend

Aufwärmen

Aufwärmübungen nach Wunsch der Teilnehmerinnen

Gymnastik für den ganzen Körper

- Yogaset Nr. 2 (s. S. 105 + 106)

Entspannung

Entspannungsangebot nach Wunsch der Teilnehmerinnen (s. S. 107 ff).

Gesprächsrunde

- Was hat der Kurs bewirkt?
- Was hat sich verändert?
- Wie fühlst du dich in deinem Körper?
- Mutter sein, Frau sein.
- Wie geht es weiter?
- Sport, Fitness, Krabbelgruppen etc.
- Reflexionen des Kurses
- Abschied

Der geschlossene Rückbildungsgymnastikkurs mit Kindern

Der geschlossene Kurs mit Kindern sollte vormittags stattfinden. Gut ist es, wenn die Kurszeit in die Betreuungszeit älterer Geschwisterkinder fällt und die Babys noch nicht so viel an diesem Tag erlebt haben. Hier unterrichte ich 7-mal 1½ Stunden, da immer etwas Zeit für das Stillen, Füttern und Beruhigen der Kinder benötigt wird. Außerdem haben die Mütter in diesen Kursen häufig ein stärkeres Erzähl- und Informationsbedürfnis.

Ich biete hier wesentlich weniger unterschiedliche Übungen an, arbeite mit mehr Wiederholungen und kann ausschließlich aktive Entspannungsmöglichkeiten anbieten, da für Autogenes Training oder Fantasiereisen häufig der Geräuschpegel zu hoch ist. Die einzige nicht aktive Entspannungsform, die zumeist ganz gut gelingt, ist die progressive Muskelrelaxation.

Von den Gesprächsthemen her sind häufig die Belange der Kinder wesentlich zentraler als die Interessen und Befindlichkeiten der Frauen.

1. bis 3. Kurstreffen

Aufwärmen

In den ersten drei Kurstreffen biete ich in der Aufwärmphase Übungen im Stehen nach flotter Musik an.

- Stoffwechselübungen (s. S. 40 + 41, 52 – 55, 117)
- Übungen für den Schultergürtel (s. S. 56 – 59)
- Beckenlockerung (s. S. 100)
- Hüft- und Symphysenstabilisation (s. S. 97 – 99, 92)
- Übungen für die schrägen Bauchmuskeln (s. S. 79 + 80)
- Den Abschluss der Aufwärmphase bildet das »sanfte Abklopfen« zu zweit. Hierbei wird mit den flachen Händen oder den flachen Fäusten die gesamte Nacken-, Schulter- und Rückenregion abgeklopft oder es kann alternativ eine Nacken-Rückenmassage mit verschiedenen Hilfsmitteln durchgeführt werden (s. S. 108).

Beckenboden

Dann folgt die **Beckenbodenwahrnehmung** in Rückenlage sowie mit den Füßen an der Wand mit liegendem Becken (s. S. 43 – 45).

Pause

Danach machen wir eine Getränkepause, wir haben Zeit für Gespräche, zum Stillen, Füttern, Wickeln usw. Anschließend kommt die

Gymnastik für den ganzen Körper

- Unterbauchaktivierung (s. S. 60 + 61)
- Übungen für den Schulter-Nacken-Bereich (s. S. 56 – 59)
- Übungen für die vordere Scheidenwand (s. S. 73 + 74)
- Übungen zur Hüftstabilisation (s. S. 97)

Entspannung

Am Ende des Kurstreffens kann eine aktive Entspannung durchgeführt werden, z.B. die Bauchmassage, die schnelle Lagerung, das passive Durchbewegen, die Schüttelmassage oder eine Schulter-Nacken-Massage mit Hilfsmitteln. Wenn die Gruppe nicht allzu unruhig ist, habe ich auch gute Erfahrung mit der progressiven Muskelrelaxation nach Jacobsen gemacht.

4. und 5. Kurstreffen

Aufwärmen

- Ein Zirkeltraining in der Aufwärmphase

Beckenboden

- Die Beckenbodenwahrnehmung mit den Füßen an der Wand mit liegendem und abgehobenem Becken (s. S. 45 + 46).
- Beckenbodenkräftigung zu zweit (s. S. 63 + 64).
- Beckenbodenkräftigung in Bauchlage und im Vierfüßlerstand (s. S. 76 – 78, 83, 86 + 87).
- Visualisieren des Beckenbodens (s. S. 71 + 72).

Pause

Zeit für Getränke, Gespräche und für die Babys

Gymnastik für den ganzen Körper

- Jogaset Nr. 1 (s. S. 102 – 104).

Entspannung

- Den Abschluss bildet erneut eine aktive Entspannung oder Massage.

6. und 7. Kurstreffen

Aufwärmen

- Das Zirkeltraining in der Aufwärmphase kann jetzt mit anstrengenderen Übungen gestaltet werden.

Beckenboden

- Beckenbodenwahrnehmung auf dem Hocker (s. S. 89 – 91).
- Beckenbodenkräftigung unter Einbeziehung der schrägen Bauchmuskulatur (s. S. 64, 79 + 80, 95 + 96).
- Alle drei Übungen für die vordere Scheidenwand inklusive der Kerze als Paarübung (s. S. 73 – 75).
- Beckenbodentraining in Seitenlage (s. S. 84).

Pause

Zeit für Getränke, Gespräche und für die Babys

Gymnastik für den ganzen Körper

- Jogaset Nr. 2 (s. S. 105 + 106)
  Da hier viele Übungen sehr belastend sind für den Kopf und die Schulter-Nacken-Region, sollte anschließend unbedingt noch etwas »Schönes« gemacht werden, z. B. eine Gesichtsmassage oder das passive Durchbewegen oder die schnelle Lagerung mit längerem Halten des Kopfes.

Gesprächsrunde

- Beim letzten Kurstreffen verlege ich die Gesprächsrunde in der Regel an das Ende der Unterrichtszeit, um eine Reflexion des Kurses zu ermöglichen.
  Wichtig ist mir zu erfahren, ob die Frauen Fortschritte erzielt haben und wie sie sich jetzt fühlen mit sich und ihrem Körper und was sie weiterhin für sich und für das Baby planen. Meistens versuchen wir auch einen netten Abschied zu gestalten, z. B. mit einem kleinen Buffet.

Der offene Rückbildungsgymnastikkurs ohne Kinder

Bei den so genannten offenen Kursen können immer wieder Teilnehmerinnen nachrücken. Hier unterrichte ich eine Stunde pro Woche und die Frauen können nach Ende des Wochenbetts einsteigen. Sie haben die Möglichkeit, innerhalb von 14 Wochen ihre 10 Stunden Rückbildungsgymnastik »abzuturnen«.

Für diese Kursform habe ich einen weniger flexiblen Stundenaufbau und muss »Anfängerinnen« und »Fortgeschrittene« bei den Beckenboden- und Bauchübungen getrennt anleiten können. Hier ist es empfehlenswert, ohne Kinder zu arbeiten, da die Kurse weniger persönlich und individuell ausgerichtet sind.

- 15 Minuten Aufwärmen
- 15 Minuten Beckenbodenwahrnehmung und -kräftigung
- 15 Minuten Gymnastik »quer Beet«
- 15 Minuten Entspannendes

Bei der Anleitung zur Beckenbodenwahrnehmung und -kräftigung müssen die Teilnehmerinnen getrennt nach **»Anfängerinnen«** und **»Fortgeschrittene«** unterschiedlich angeleitet werden.

Stets **gleich für alle Teilnehmerinnen** sind:

- die Stoffwechselübungen
- die Beckenbodenwahrnehmung an der Wand
- die Übungen für den Schulter-Nacken-Bereich
- die Hüftstabilisation
- die Übungen in Bauchlage, Seitenlage und im Vierfüßlerstand

Differenziert angeleitet werden:

- die Beckenbodenwahrnehmung in Rückenlage
- die Beckenbodenkräftigung an der Wand
- die Beckenbodenkräftigung in Bauchlage
- die Beckenbodenkräftigung mit Einbeziehung der schrägen Bauchmuskulatur

Ein Kombinationskurs aus Rückbildungsgymnastik und Babymassage

Dieses Kursangebot findet an 8 – 10 Vormittagen mit jeweils 2 Stunden statt und wird besonders gern von Müttern wahrgenommen, deren ältere Kinder bereits institutionell betreut werden.

Rückbildungsgymnastik

Wenn die Frauen kommen, machen wir zuerst eine ¾ Stunde bis zu 1 Stunde Gymnastik, ähnlich dem Prinzip des Rückbildungskurses mit Kindern.

- 15 Minuten Aufwärmen
- 15 Minuten Beckenbodenwahrnehmung und -kräftigung
- 15 Minuten Übungen »quer Beet« für den Po, die Beine, den Bauch, die Hüft- und Symphysenstabilisierung sowie den Schulter-Nacken-Bereich
- 15 Minuten Entspannendes für die Mutter

Pause

Anschließend haben wir ¼ Stunde Zeit für Getränke, Gespräche und das Aufheizen des Raumes.

Babymassage

Dann beginnt die Babymassage mit den Kindern, die wollen.

Noch ein **Tipp aus der Praxis**: Nach 2 Stunden Kursarbeit sind die Mütter wirklich sehr angestrengt. Jetzt ist es schön, wenn die Frauen im Kursraum ausreichend Zeit haben zum Trinken, eventuell zum Essen, zum Stillen, Wickeln, Anziehen der Kinder und für anderes mehr, um sich dann ganz in Ruhe auf den Heimweg zu begeben. In dieser Zeit muss aber die Kursleiterin nicht mehr anwesend sein!

Kurse mit Kinderbetreuung

Wenn Sie zwei Räume zur Durchführung Ihrer Kurse zur Verfügung haben, können Sie auch Kurse mit Kinderbetreuung anbieten. Dies hat den Vorteil, dass die Frauen mit Ruhe und voller Konzentration ihre Gymnastik machen können und die Mütter, die sich um ihre Kinder kümmern müssen, den Raum verlassen können.

8. Kursplanung und -durchführung

Räumliche Voraussetzungen und Hilfsmittel

Raum

Um mit 10 Frauen arbeiten zu können, sollte der Raum nicht kleiner als 35 m² sein, vor allem, wenn die Frauen die Babys mitbringen wollen. Schön ist, wenn viel freie Wandflächen zur Verfügung stehen, zum Anlehnen und für die gymnastischen Übungen, bei denen die Teilnehmerinnen die Füße gegen die Wand stemmen.

Hilfsmittel

Als Unterlage benötigen die Frauen Matten oder Wolldecken, je nach Fußbodenbeschaffenheit, sowie ein Kopfkissen und ein Lagerungs- oder Stillkissen. Als Hilfsmittel setze ich Pezzibälle ein, das Theraband, Ballkissen, Hocker mit harter Sitzfläche (z. B. von IKEA), Igelbälle, Sensibälle, Springseile und Tücher, eventuell Stäbe, sowie Massageutensilien. Körperliche Bewegung geht oft leichter und macht mehr Spaß mit Materialien und Musik.
Da viele Mütter stillen, ist das Anbieten von **Getränken** sinnvoll.
Wenn die **Babys in die Kurse** mitgebracht werden, empfiehlt sich eine große Krabbeldecke für die Raummitte. Stillkissen für die Bauchlagerung kleinerer Babys und ein paar Kinderattraktionen sind ebenfalls sinnvoll. Ein toller Service ist ein zweiter Raum für die Kinder mit einem Babysitter, in dem die Babys auch gestillt, gefüttert und gewickelt werden können.

Didaktische Hilfestellung und psychologische Aspekte

In meiner langjährigen Arbeit mit jungen Müttern und Hebammen ist mir immer wieder aufgefallen, wie ungern Frauen sich mit ihrem Beckenboden beschäftigen. Beim Thema Wochenbett- und Rückbildungsgymnastik fallen den meisten Frauen nur ihre so genannten Problemzonen – Bauch, Beine, Po – auf und nach einer erlebten Schwangerschaft ist oft schon im Wochenbett der Spruch zu hören: »Mein Bauch soll weg.« Der Beckenboden als tragende Basis kommt in diesen Überlegungen leider nicht vor.
Die Zugangsschwierigkeiten von Hebammen zu dieser Art Gymnastik beruhen häufig auf den nicht selten erheblichen Belastungssituationen in der Geburtshilfe. Vielen Kolleginnen liegen die »schönen Kurse« wie Geburtsvorbereitung oder Babymassage einfach mehr. In der Geburtsvorbereitung kann eine Hebamme aus ihrem Fachwissen und Erfahrungswissen schöpfen, und die Übungen für die werdenden Eltern sind in erster Linie ausgleichend, harmonisierend, beruhigend, wohltuend und entspannend. Das alles findet in einer netten, eher gemütlichen Atmosphäre statt, die zu dem mehr oder weniger stressigen Berufsalltag im Gegensatz steht. Viele Kolleginnen tanken in ihrem Geburtsvorbereitungskurs auf und genießen den persönlichen, oft

freundschaftlichen Kontakt zu den werdenden Eltern ebenso wie die Entspannungsübungen, Körperwahrnehmungsübungen und Massagen. Atemübungen und auch die schwangerschaftsspezifische Gymnastik wirken eher entlastend und der Fokus liegt auf dem »Sich-Öffnen«, »Geben« und »Zulassen«.

Die Rückbildungsgymnastik beinhaltet genau das Gegenteil davon: sich anspannen, abgrenzen, »sich zusammennehmen«, aufrichten, festigen. Vielfach ist ein sehr genaues, konzentriertes und diszipliniertes Üben notwendig. Doch auch dies ist nur ein Teil der Übungen für die Wochenbett- und Rückbildungsperiode.

In diesem Buch möchte ich die Idee einer **wohltuenden Gymnastik** vermitteln. Es soll nicht darum gehen, den Körper zu trimmen und die Spuren von Schwangerschaft und Geburt zu beseitigen. Mein Schwerpunkt ist das Erspüren des eigenen Körpers, das Bewusstwerden aller Körperregionen, deren Aufgabe, Funktionalität und die Erfahrung, wie sich diese Körperteile anfühlen und aktiviert werden können. **Dies alles erfordert Zeit und Toleranz**.

- Zeit zum Wahrnehmen und Spüren, zum Respektieren der eigenen Körpergrenzen
- Zeit zur Neufindung, zum Entdecken und Annehmen
- Zeit nehmen, um die jeweilige Individualität der Teilnehmerinnen zu berücksichtigen
- Zeit haben, um die inhaltliche und körperliche Nähe zwischen der Beckenbodenarbeit und der weiblichen Sexualität wahrzunehmen und diese vielleicht auch schön und anregend zu finden
- Zeit haben, schöne und eventuell neue Gefühle zuzulassen

> Aus didaktischer Sicht gilt auch hier wie so oft: »weniger ist mehr«. Trauen Sie sich als Kursleiterin langsam und mit vielen Wiederholungen zu arbeiten, damit die Übungen »ankommen« können und bei den Teilnehmerinnen ins geistige, körperliche und emotionale Gedächtnis eingehen. Nehmen Sie sich Zeit zum Korrigieren, damit die Übungen genau durchgeführt werden und vermeiden Sie Leistungsdruck in der Gruppe.

Der veränderte Körper

Erfahrungsgemäß haben sehr viele Frauen nach der Geburt Probleme, ihren veränderten Körper anzunehmen, ihn liebevoll zu betrachten und zu berühren. Die Rückbildungsgymnastik kann hier ein Ort sein, an dem körperliche Besonderheiten, Ablehnung und Annehmen thematisiert und individuell in die Übungsabläufe mit aufgenommen werden können. Nicht alle Teilnehmerinnen müssen immer zur gleichen Zeit das Gleiche machen! Frauen, die körperlich trainierter sind und bei denen keine Rektusdiastase mehr vorliegt, können z.B. viel früher mit Übungen für die schrägen Bauchmuskeln beginnen, als andere Kursteilnehmerinnen.

Musik

Vielen Frauen machen die Übungen mehr Spaß mit musikalischer Untermalung. D.h. nicht, dass die Musik irgendwie nebenbei läuft, sondern dass einzelne Musikstücke den Übungsrhythmus unterstützen können. Für viele gymnastische Übungen, (z.B. Venenpumpe, Hüftsta-

bilisation, schlanke Taille, Symphysenübung etc.) passt ein Viervierteltakt, d.h. fast jedes Discolied. Ich stelle meine Übungskassetten stets so zusammen, dass auf zwei schnelle ein langsames Lied folgt. So habe ich auch Zeit für entspannende Arbeit im Schulter-Nacken-Bereich, für Entstauungsübungen und Ähnliches.
Die Beckenbodenwahrnehmung, das Üben auf dem Hocker, Haltungsübungen, also all die Sachen, für die wir viel Konzentration und Aufmerksamkeit benötigen, lass ich ohne Musik ausführen. Bei der Entspannung und den Massagen setze ich dann wieder gern klassische oder meditative Musik ein (Musiktipps siehe S. 128 + 129).

Beratung

Die besondere Chance, die wir Hebammen als Kursleiterinnen von Rückbildungskursen haben, ist die professionelle Information über viele Dinge, die Mütter und Kinder betreffen. Von daher sollten Sie bitte von vornherein Zeit für einen Austausch unter den Frauen und für Informationsgespräche mit einplanen.

Toleranz

Bei der Arbeit mit Erwachsenen ist besonders zu beachten, dass die Menschen, mit denen wir in unseren Kursen zu tun haben, schon viele Jahre gelebt haben, Erfahrungen gesammelt und ganz eigene Anpassungsprozesse und Lebensstrategien entwickelt haben. Viele Frauen weisen Biografien auf, die mit der Lebensgeschichte der Kursleiterin nur wenig gemeinsam haben. Entsprechend unterschiedlich sind auch die Wertvorstellungen, die Einstellungen und Erfahrungen im Leben, die Lösungsmöglichkeiten für Krisen und die Wege, auf denen eine Familie glücklich sein kann. Von daher sollten wir mit **viel Toleranz** an die Arbeit gehen. Es gibt keine allgemeingültigen Ratschläge und keine universellen, für jede Frau passende Lösungen. Wir können nur Angebote machen, ohne den Versuch, zu bekehren oder zu überzeugen. Meine Vorstellungen und Praxis vom Erleben einer Geburt, des Wochenbetts, vom Zusammenleben mit Kindern und von Familie, können unter Umständen völlig anders sein, als die Wünsche und Erwartungen anderer junger Mütter und Familien.

Nähe

Desweiteren sollten Sie als Kursleiterin nicht versuchen, eine besondere Nähe oder Intimität unter den Müttern zu erzwingen, auch wenn der Kontakt nach Ihren Maßstäben vielleicht recht oberflächlich verläuft. Wie groß die Anteilnahme an persönlichen Anliegen, Gefühlen und Interessen der anderen Frauen ist, bleibt stets die Sache der Teilnehmerinnen. Wir können natürlich entsprechend der eigenen Flexibilität versuchen, die Teilnehmerinnen in den Ablauf und die inhaltliche Gestaltung des Kurses miteinzubeziehen. Außerdem sollte die Kursleiterin auf spezielle Bedürfnisse, seien es Übungen oder Informationen, eingehen können.

Kein Zwang zur Perfektion

Ganz besonders möchte ich darauf hinweisen, dass eine Kursleiterin nicht perfekt sein muss. Sie benötigen keine Modell-Figur, um Wochenbett- und Rückbildungsgymnastik anzuleiten. Auch Sie dürfen bei den Übungen ins Schwitzen geraten, aus dem Takt kommen, nach Atem ringen oder kleine Pausen benötigen, bevor Sie die nächsten

Übungsschritte anleiten können. Das Schöne nach einer längeren Durchführung dieser Kurse ist allerdings, dass wir uns selbst dabei soviel Gutes tun, auch unser Beckenboden wird mit angesprochen und wird somit uns immer mehr zur eigenen Stütze.
Desweiteren brauchen Sie nicht alles zu wissen, was Mütter mit kleinen Kindern interessiert. Sie haben immer die Möglichkeit, auf Fragen, die Sie ad hoc nicht beantworten können, bis zum nächsten Kurstreffen die nötige Antwort zu finden. Vertrauen Sie darauf, dass Sie durch das Sammeln praktischer Erfahrungen und den Austausch der Mütter untereinander immer mehr dazulernen werden.

Tipps für die Wochenbettgymnastik

Am Ende dieses Kapitels möchte ich noch einige Tipps für die Wochenbettgymnastik geben. Wenn Sie in einer **Klinik** arbeiten und Wochenbettbetreuung oder »Visiten« anbieten, empfiehlt es sich, die Gymnastik **individuell mit jeder einzelnen Frau** durchzuführen. Sie müssen versuchen, den richtigen Zeitpunkt zum Üben zu finden und dieser ist abhängig von vielen Faktoren:

- der körperlichen Konstitution der Frau
- eventuellen Geburtsverletzungen
- von der Nahtheilung
- ob die Frau noch Schmerzen hat
- vom Milcheinschuss, Milchstau
- ob mit der Brust alles in Ordnung ist, wunde Brustwarzen
- Babyblues oder Heultage
- das wievielte Kind die Frau geboren hat
- ob eine Verstopfung vorliegt
- den individuellen Rückbildungsprozessen
- den Bedürfnissen des Babys
- eventuell Zustand nach Sectio
- von der Klinikroutine, u.v.a.m.

Hieran können Sie schon erkennen, dass es sehr schwierig werden kann, ein einheitliches Übungsprogramm für alle Wöchnerinnen zur gleichen Zeit zu entwerfen.
Bei der **häuslichen Wochenbettbetreuung** tritt dieses Problem natürlich nicht auf. Doch sollten Sie auch hier erst dann mit der jungen Mutter »turnen«, wenn sie schmerzfrei ist, problemlos stillen kann, sie sich in keinem Stimmungstief befindet und keine anderen dringenderen Probleme behandelt werden müssen.
Leichte An- und Entspannungsübungen sind natürlich hilfreich von Anfang an!

Musiktipps

Für die Gymnastik nach flotten Rhythmen kann ich keine »Gesamt-CD« empfehlen, da es zwischendurch immer wieder Lieder gibt, die nicht geeignet sind. Ich stelle mir immer eigene Bewegungskassetten zusammen und verwende hierfür die gängigen Hits aus den Charts. Ich verwende z. B. die »Bravo-Hits«, die mehrmals jährlich neu erscheinen, oder Hit-Sampler von RTL oder anderen Radiostationen.

Für ruhige Gymnastik eignen sich auch Klassik-CDs (z.B.: Mozart, Lovethemes), desweiteren die CDs von Georg Winston (z.B. December), Enya (Paint the sky with stars oder The best of Enya), Sade (Diamond life).
Ich selbst mag auch sehr gerne afrikanische Rhythmen und verwende oft die CD von Abdullah Ibrahim (Good news from africa und Portrait).
Ein anderer Favorit für die Gymnastik ist bei mir Eric Clapton (Unplugged).
Bei den **Yogasets** spiele ich gerne im Hintergrund Mantren-Musik ein, die entsprechenden CDs kann man bei der *Arbeitsgemeinschaft für natürliche Geburt, 3 HO-Musik, Eppendorfer Weg 213, 20253 Hamburg, Tel.: 040/420 36 36 oder 56* bestellen.
Eine andere CD mit Mantren aus den verschiedenen Weltreligionen hat den Titel Blessed am I. Sie kann im Buchladen der: *Habichtswaldklinik, Wiegandstr. 1, 34131 Kassel* bestellt werden.
Für die Entspannungs- und Massageangebote kann ich folgendes empfehlen: Michael Ramjooé (Watervisions), Gomer Edwin Evans (Mutter und Kind).
Ganz schöne Entspannungskassetten gibt es zum Teil sehr preiswert in Drogeriemärkten.

Abrechnung, Dokumentation und Anmeldeformalitäten

Die Abrechnung der Rückbildungsgymnastikkurse erfolgt gemäß der gültigen **Hebammengebührenordnung** bzw. der **Privatgebührenordnung.** Der Preis liegt zur Zeit bei 10,00 DM pro Stunde (Stand: Die Hebammengebührenordnung (Heb.GV) vom 28. Oktober 1986 in der Fassung vom 7. Oktober 1997.) für 10 Stunden insgesamt.
Leider ist jedoch nicht nur der Preis und der Umfang der Kurse gesetzlich geregelt, sondern auch der Zeitraum, in dem die Frauen den Kursus antreten sollen. Heb.GV C (40) Rückbildungsgymnastik bei Unterweisung in der Gruppe, bis zu zehn Teilnehmerinnen je Gruppe und höchstens zehn Stunden, für jede Teilnehmerin je Unterrichtsstunde (60 Minuten).

> Die Leistung nach Nummer 40 ist nur abrechnungsfähig, wenn die Rückbildungsgymnastik in den ersten vier Monaten nach der Geburt begonnen und bis zum Ende des neunten Monats nach der Geburt abgeschlossen wird.

Diese Regelung halte ich für nicht sehr günstig; schön wäre es, die Rückbildungsgymnastik im gesamten 1. Lebensjahr des Kindes anzusiedeln. Die ersten Monate nach der Geburt sollten eine Ruhe- und Schonungszeit für die Mutter sein, mit der Möglichkeit, das Kind kennenzulernen, mit ihm einen gemeinsamen Still-, Schlaf- und Aktivitätsrhythmus zu entwickeln und die neuen Anforderungen als Mutter einzuüben. Für viele Mütter ist es eher belastend, wenige Wochen nach der Geburt mit einem satten, trockenen und zufriedenen Baby pünktlich zu einem Kurs zu erscheinen. Auch einen Rückbildungsgymnastikkurs ohne Kind zu besuchen ist erst dann möglich, wenn Mutter und Kind einen verlässlichen Stillrhythmus entwickelt haben. Erfahrungsgemäß ist dies selten innerhalb der ersten drei Lebensmonate des Babys der Fall.

Die Frauen sollten in die Kurse gehen, wenn sie sich mit Kind die Einhaltung eines festen wöchentlichen Termins ohne Stress vorstellen, bzw. ihr Kind mit einem guten Gefühl (ohne Handy) zu Hause lassen können. Außerdem sollten die Mütter wieder ein Interesse an sich selbst und ihrem Körper haben, damit der Kurs nicht als »reine Kontaktbörse« oder »Babyclub« missverstanden wird. Ein guter Zeitraum für den Kursbeginn liegt meiner Meinung nach zwischen dem 3. und 12. Monat post partum.

Ein weiteres Problem ist die Verbindlichkeit der Teilnahme. Junge Mütter können aus vielerlei Gründen nicht regelmäßig am Kurs teilnehmen, wobei die Übermüdung der Mutter und die Krankheit des Kindes die häufigsten Ursachen sind. Führen wir geschlossene Kurse durch, können wir nur die Stunden, in denen die Frau anwesend war, mit der Krankenkasse abrechnen. Die Fehlstunden können nur dann der Frau in Rechnung gestellt werden, wenn dies zuvor mit der Frau vertraglich geregelt wurde.

Auch Kurse müssen, wie alle anderen Hebammentätigkeiten, dokumentiert werden. Hierfür finden Sie auf den nächsten Seiten Beispiele, ebenso für die Einladung zum Kurs und den Bezahlungsmodus.

Im *Hebammen Laden Bremen* bezahlen die Frauen die gesamte Kursgebühr im Voraus und erhalten das Geld für die Stunden, in denen sie anwesend waren, per Überweisung zurückerstattet. Da bei uns stets mehrere Kurse parallel stattfinden, vormittags mit Kindern, abends ohne Kinder, haben die Frauen auch die Möglichkeit, versäumte Kursstunden nachzuholen.

Dieses Anmeldeformular ist ein Beispiel für »Vorauskasse«. Wollen Sie dies vermeiden, sollten Sie sich von den Teilnehmerinnen schriftlich bestätigen lassen, dass sie sich mit den Teilnahmebedingungen einverstanden erklären und für eventuelle Fehlstunden selbst aufkommen werden.

Die Kursleiterin muss dann im Anschluss an den Kurs gegebenenfalls zwei Rechnungen schreiben, eine an die Krankenkasse und eine an die Kursteilnehmerin.

Für **privat versicherte Frauen** gilt die jeweils gültige Privatgebührenordnung, die auf Länderebene geregelt ist. Hier bezahlt die Teilnehmerin ihre Kursgebühr stets selbst gegen Vorlage eines entsprechenden Rechnungsformulares vor Beginn oder nach Durchführung der Rückbildungsgymnastik.

Ob die Frau die Kursgebühr von ihrer jeweiligen privaten Krankenversicherung zurück erstattet bekommt, ist von ihrem individuellem Versicherungsvertrag abhängig, bzw. ob sie die Hebammenhilfe mitversichern ließ.

Beispiel für ein Anmeldeformular

Briefkopf eventuell mit Logo

Ort, den ______________________________

Liebe ____________________

wir freuen uns über Ihre Anmeldung für den Kursus »Rückbildungsgymnastik«

Tag, Uhrzeit ______________________________

von bis ______________________________

Wir treffen uns für diese Stunden in ***Veranstaltungsort, (eventuell mit Anfahrtbeschreibung)***.
Damit Sie sich wohlfühlen können, bringen Sie bitte bequeme Kleidung, Wolldecke, o.ä. mit.

UNSERE TEILNAHMEBEDINGUNGEN

Mit der Überweisung der vollständigen Kursgebühr sind Sie zur Rückbildungsgymnastik verbindlich angemeldet. Nehmen Sie an allen zehn Übungsstunden teil, bekommen Sie die gesamte Gebühr von uns zurückerstattet. Eventuelle Fehlstunden müssen Sie selbst bezahlen! Falls es zu einer Änderung des Versichertenstatus kommt, informieren Sie mich bitte sofort!
Wir bitten Sie, die Kursgebühr in Höhe von __________ Euro innerhalb einer Woche auf folgendes Konto zu überweisen:

Name ______________________________

Bankverbindung ______________________________

Konto-Nr. ______________________________

Bankleitzahl ______________________________

Kennzeichnen Sie die Überweisung unbedingt mit Ihrem Namen, der Kursbezeichnung und dem Anfangsdatum des Kurses!
Können Sie nicht am Kurs teilnehmen, besteht die Möglichkeit, bis zwei Wochen vor Kursbeginn von der Anmeldung zurückzutreten. Danach fällt eine Bearbeitungsgebühr von 50 % der Kursgebühr an, da Ihr Platz meist so kurzfristig nicht mehr weiter zu vermitteln ist. Bei Abbruch des Kurses behalten wir die Differenz für die Fehlstunden, die wir nicht mit der Krankenkasse abrechnen können, ein. Mit der Überweisung der Kursgebühr erklären Sie sich mit den Teilnahmebedingungen einverstanden.

Wir freuen uns auf Sie!

Alles Gute und bis bald

Unterschrift ____________________

Briefkopf eventuell mit Logo

Teilnahmebescheinigung

____ , geboren am _______________

hat für die Teilnahme an unserem Kurs **Rückbildungsgymnastik** vom _______________

bis zum, _______________________ die Gebühr von _______________ Euro entrichtet.

Frau ______________________________ hat an allen Unterrichtsstunden teilgenommen.

Wir haben den Betrag dankend erhalten.

Ort, den _________________________________

Kursdokumentation

Teilnehmerin	**Kurstage / Anwesenheit**										**Sonstige Leistungen**	**Kurstreffen / Inhalt**
1. *z. B.: persönliche Angaben und das, was die Frau in der Vorstellungsrunde erzählt*	✓	✓	✓	✗	✓	✓					*z. B.: Stillberatung*	*z. B.: Was hat die Kursleiterin in dieser Stunde angeboten und was möchte sie das nächste Mal machen.*
2.												
3.												
4.												
5.												
6.												
7.												
8.												
9.												
10.												

Weiterführende Literatur

Cora Creutzfeldt-Glees: Frauen und Hormone, Kreutzverlag, Zürich 1992

K. Beigel / S. Bruhner / T. Gehrke: Gymnastik FALSCH und RICHTIG, rororo, Hamburg 1998

Helle Gotved: Erfolgreiche Hilfen gegen Harninkontinenz, Thieme, Stuttgart 1999. Beckenboden und Sexualität, Thieme, Stuttgart 1989

Susanne Kitchenham-Pec, Annette Bopp: Beckenbodentraining, TRIAS, Stuttgart 1995

Benita Cantieni: Tigerfeeling, Ullstein, Berlin 1997

Thea Vogel: Die ganzheitliche Rückbildungsgymnastik, Walter, Düsseldorf 1999

Albrecht-Engel / Albrecht: Kaiserschnitt – Geburt, rororo, Reinbek bei Hamburg 1995

de Jong, Th. M. / Kemmler, G.: Kaiserschnitt-Narben an Seele und Bauch, Fischer Taschenbuch Verlag, Frankfurt am Main 1996

Abbildungsverzeichnis

Fotos: Richard Kosowski, Wiesbaden
Ralf Stüwe, Bremen
Modelle: Linda Tacke, Bremen
Caroline Schemmel mit Anton Pelle (7 Monate), Bremen
Marion Stüwe, Bremen
Zeichnungen: Horst Hänel
Art² Mediendesign, Bremen
Computerarbeiten: Martina Renken mit Josephine (4 ½ Monate), Bremen

Sachregister

Die Autorin

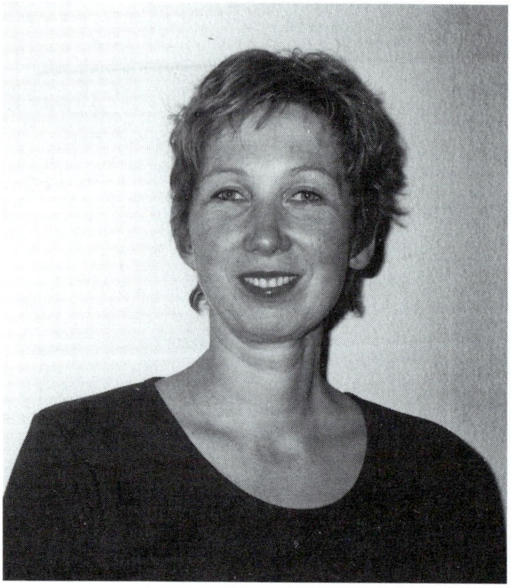

Marion Stüwe, Jahrgang 1961, verheiratet, Mutter von 2 Töchtern,
Hebamme und Diplompädagogin, PEKiP-Gruppenleiterin, Esalen Massagetherapeutin,
Seit 1991 Mitarbeiterin im *Hebammen Laden Bremen,*
Seit 1992 Lehrtätigkeit in der beruflichen Weiterbildung von Hebammen und geburtshilflichen Teams.

Fortbildungsangebote zu den Themen:
- Geburtsvorbereitung für Frauen und Paare
- Yoga für Schwangere
- Wochenbett- und Rückbildungsgymnastik
- Indische Babymassage nach Leboyer
- »Rund um das Neugeborene«:
  Alles was im ersten Lebensjahr des Kindes gefragt wird: Handling, Tragen, Ernährung, Prophylaxen, Allergien, Impfungen … etc.

Marion Stüwe
Langeooger Str. 16
28219 Bremen
E-Mail: mara.stuewe@t-online.de
Internet:
www.herztoene-hebammenweiterbildung.de
www.hebammenladen-bremen.de